허리가
늘
웃어요

허리가 늘 웃어요

맘껏 일하면서도 허리를 잘 다스리는 법

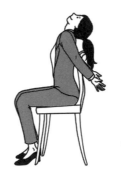

추천사

　어떠한 질병에 치료방법이 많다는 것은 결국 어느 하나 확실한 치료방법이 없다는 것입니다. 허리통증이 이러한 질병에 해당하는 대표적인 예입니다. 다양한 육체적, 정신적 원인으로 인해 증상이 나타납니다. 물론 영상의학적 검사로 원인을 알 수 있는 예도 있지만, 실제 임상에서 검사 소견과 증상이 맞지 않을 때가 많으며 현대의학이 그 원인을 밝혀내지 못하는 오리무중인 경우도 많습니다.

　이렇게 확실한 치료법이 없으니 이러 저러한 치료법이 좋다고 하루가 멀다고 매스컴과 인터넷에 나오며, 같은 증상으로 치료받았던 환자들도 여러 방법이 좋다고 추천하곤 합니다. 이런 상황에 환자들은 과연 나에게 맞는 치료법은 무엇인지 도무지 감을 못 잡는 것이 당연합니다. 더구나 치료를 위해 방문하는 병원에서는 그 병원에서 주로 하는 치료방법이 제일 좋다고 추천을 하는 경우가 많으므로 객관적인 입장에서 판단하기가 무척 어렵습니다.

　히포크라테스는 질병 치료에 가장 중요한 사람은 의사가 아니라 환자라고 하였습니다. 생활습관, 평상시의 운동, 치료에 대한 의지 등은 결국 환자가 하는 것이지 의사가 대신할 수 있는 것이 아니며 의사의 역할은 환자가 이러한 것을 잘할 수 있게 도와주는 것이라는 뜻입니다.

이 책은 허리통증이 있는 환자들뿐 아니라 언제든지 허리통증을 겪을 수 있는 일반인들에게 허리통증을 예방하기 위한 생활 자세와 운동방법을 알려줍니다. 또한, 나중에 허리통증이 혹시 발생하더라도 치료 과정 중의 시행착오를 줄일 수 있게 객관적인 지식을 자세히 설명하고 있습니다. 이 책에서 언급된 여러 자료는 요통을 주제로 발표된 수많은 논문 중 근거중심의학에 기초하여 인용한 것들로 더욱 신뢰성이 있다고 하겠습니다.

특히, 이 책에서는 여러 직업과 운동에서 반복되는 자세로 인하여 유발되는 요통에 대해서도 자세히 소개되어 있어서 산업안전교육과 부상 없는 운동연습에도 참고로 하면 큰 도움이 될 것으로 생각됩니다.

가톨릭대학교 의과대학 인천성모병원

마취통증의학과 교수

박수석

프롤로그

허리통증은 평생 성인의 50~80%가 한 번 이상 경험하는 아주 흔한 근골격계 질환입니다. 중등도 이상의 심한 허리통증은 1년에 10~15% 정도 발생한다고 되어 있습니다. 통증클리닉을 운영하는 저의 외래에도 허리 아파서 오는 환자가 가장 많습니다.

급성 허리통증의 대부분은 3개월 내로 회복되지만, 관리가 제대로 되지 않으면 만성 허리통증으로 진행되는 경우가 흔합니다. 허리통증은 운동이나 취미 활동에서 기인하는 예도 있지만, 만성으로 진행하는 환자의 상당수는 직업적인 원인이 있습니다.

허리통증은 다른 부위의 통증과 비교해 강도가 심해 느끼는 불편감도 상당합니다. 그렇지만 허리통증을 피할 방법은 많지 않습니다. 예를 들어, 어깨 회전근개 통증이 있을 때 무거운 물건을 들지 않는다면 어느 정도 아픈 정도를 낮출 수 있으나, 허리는 서 있거나 앉아 있는 자세만으로도 아플 때가 많습니다. 허리통증은 어떻게 보면 직립보행이나 좌식 생활의 숙명과도 같은 것입니다.

허리가 아프지만 일을 그만둘 수 없는 경우가 많습니다. 나 말고 일을 대신에 해줄 수 있는 대체 인력이 없을 수도 있고, 상급자(상사)의 눈치가 보이는 때도 있을 겁니다. 제가 진료하고 있는 시골 지역의 경우에는 농업에 종사하는 분들이 많은데, 농사일은 작물에 따라 특정한 일을 꼭 해야만 하는 시기가 있습니다. 그런 시기를 놓치게 되면 1년 농사를 망치기도 합니다. 허리가 아프다고 일을 안 할 수 없는 상황입니다.

병원에 다니며 열심히 치료해서 좋아졌다가도, 일할 때 허리에 안 좋은 자세를 반복하여 금방 재발한 후 다시 외래를 방문하는 환자가 많습니다. 그럴 때 저는 어떤 일, 어떤 동작을 많이 하는지 여쭤보고 허리에 부담이 줄어드는 자세를 알려드리고는 합니다. 하지만 짧은 진료 시간에 관련된 내용 모두를 교육하기는 현실적으로 힘듭니다.

그래서 저는 어떻게 하면 허리 안 아프고 일할 수 있는지 알려주는 책을 찾아보려고 노력했습니다. 허리통증 및 허리 디스크 재활운동법에 관한 책은 많았지만, 실생활에서 또는 일할 때 어떤 자세를 해야 하는지, 왜 그렇게 해야 하는지 자세하게 알려주는 책은 없었습니다. 일상에 쫓기고 일에 쫓기다 보면 편하게 운동을 할 시간과 마음의 여유가 없습니다. 그래서 허리 건강을 위한 운동법을 잘 알고 있더라도 막상 실행에 옮기기가 힘듭니다. 그런 점에서 어떻게 보면 일할 때 허리 디스크의 손상을 줄이고 허리통증을 완화하는 방법을 아는 것이 재활운동법보다 더 중요합니다. 바로 이것이 이 책을 쓴 계기입니다.

이 책에서는 주로 디스크성 허리통증을 주로 다루고 있습니다. 또, 디스크성 허리통증이 장기간 지속하면 척추관 협착증으로 진행되기 때문에 척추관 협착증에 관련된 내용도 책에 일부 담았습니다.

글을 시작하기 앞서, 처음 마취통증의학과로 이끌어주신 김장채, 정미영교수님 그외, 일개 일반 의사를 마취통증의학과 전문의로 만들어주신 가톨릭대학교 인천성모병원 교수님들께 감사드립니다.

차례

CHAPTER 3 | 자세가 전부는 아니다 근력운동&치료법 ———

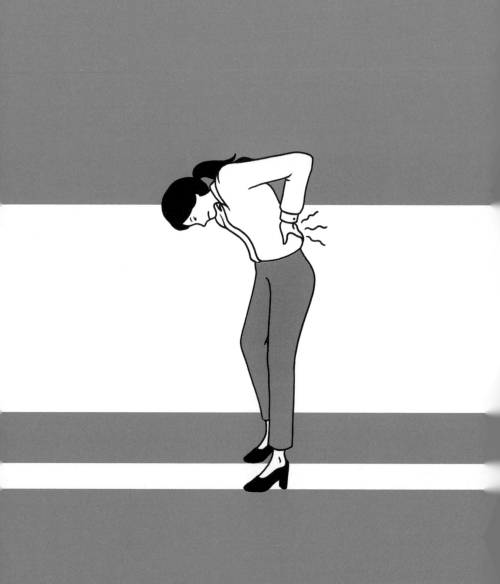

CHAPTER 1

나는
허리디스크일까?

허리 통증, 정복할 것인가
정복당할 것인가?

　55세 김정한 씨는 30년 넘게 허리통증으로 고생 중이다. 처음 통증이 시작된 건 20살 육군 포병으로 근무할 때로 기억한다. 81mm 박격포를 운용하던 도중에 무거운 포반을 들다가 허리를 '뜨끔' 한 것이 허리통증의 시작이었다. 처음에는 아주 심한 통증이었지만 이러다 말겠지 싶어 참으면서 2주가 지났고, 그 후로 통증은 그럭저럭 견딜 만했다. 그는 제대하기 전까지 6개월에 1번 정도는 허리통증이 있긴 했지만 대수롭지 않게 넘겼다.

　제대 후에는 근처 마트에서 일을 시작했다. 어느 날, 바닥에 있는 소주병이 담긴 상자를 정리하던 도중 다시 허리에 강한 통증이 느껴졌다. 하지만 상자를 정리하는 일은 김정한 씨의 업무였기에 다른 동료에게 부탁할 수도 없어, 군인일 때처럼 1~2주 정도 쉬면 나을 것으로 생각하고 아프지만 참아가면서 일했다. 그런데 웬걸 허리통증이 가라앉지 않았다. 며칠은 괜찮다 가도 다시 아팠다. 한 두 달이 지나도 통증은 남아있었다.

그의 어머니도 예전에 허리가 아파서 수술한 적이 있어 어머니에게 여쭤봤지만, 무거운 걸 들지 말고 조심하라고는 대답만 들었을 뿐이다.

일은 안 할 수가 없기에 약국에서 파는 진통소염제와 파스를 붙이면서 지내던 중, 같이 일하던 동료 아주머니에게 '안아파의원'에 가면 허리 주사를 맞을 수 있다는 말을 들었다. 한 번만 맞으면 허리가 고쳐지는 유명한 곳이라는 말도 덧붙였다. 그는 주사가 맞기 싫었지만, 허리가 계속 아픈 걸 견디는 게 더 힘들어 혹시나 하는 마음에 주사를 맞았다.

"와… 하루 만에 통증이 없어졌다."

그동안 통증을 참은 자신이 바보 같았다. 이렇게 주사 한 방만 맞으면 치료가 될 수 있는데, 괜히 혼자 끙끙대며, 먼 길을 돌아온 느낌이었다. 허리가 아프지 않으니 날아갈 것 같았다. 그는 자신의 사업을 하는 꿈이 있었기에 이제 돈을 모으고자 남들보다 일을 더 열심히 했다.

6개월 후, 이제 그는 업무가 바뀌어 이번에는 물건을 진열했다. 쪼그려 앉아서 가장 아래 선반을 진열하다가 다시 허리를 '뜨끔' 했다. 이번에도 비슷한 통증이었지만 이제는 오른쪽 엉치(엉덩이) 부분까지 아파오기 시작했다. 하지만 그는 대수롭지 않게 생각했다. 다시 '안아파의원'에서 주사를 맞으면 될 거라 믿었기 때문이다.

그는 '안아파의원'에 방문해 또 주사를 맞았다. 맞을 때 많이 뻐근하긴 했지만 참았다. 저번에 맞은 주사로 확실한 효과를 경험했기 때문이다. 며칠이 지나자 통증이 확실히 줄었다.

"역시, 안아파의원이야."

김정한 씨가 마트에서 일하는 동안 1년에 한두 번씩 꼭 지긋지긋한 허리통증은 다시 찾아왔고, 그때마다 '안아파의원'을 다니다 보니 벌써 8년이 지났다. 처음에는 주사를 한 번 맞으면 효과가 6개월 정도 지속했는데,

이제는 주사를 맞아도 한 달이 지나면 다시 허리가 아파오기 시작했다. 그래도 아플 때마다 치료를 받으면 되니 큰 걱정하지 않았지만, 점점 아픈 범위는 점점 늘어나고 요즘은 다리까지 저린다. '안아파의원'을 다닌 지 10년째 되던 해, 이제는 주사 효과가 거의 없다. 맞으나 안 맞으나 큰 차이가 나지 않는 느낌이었다. 아무래도 허리를 많이 쓰는 마트 일을 너무 오래 한 것 같다.

그래서 김정한 씨는 그동안 열심히 아껴서 모은 돈을 모아 식당을 차렸다. 마트에서 일하는 동안 틈틈이 조리사 자격증도 땄고 유명한 식당과 맛집을 찾아다니며 자신만의 조리법을 개발해보기도 했기에, 그는 자신 있게 식당을 열었다. 점차 늘어나는 손님을 보면 그 동안의 노력을 보상받는 느낌이다. 손님이 많아 너무 바쁠 때는 음식을 직접 테이블에 가져다 놓기도 하고, 식사가 끝난 테이블의 그릇들을 치우기도 했다.

그동안에도 종종 허리가 아파서, 이제는 '안아파의원' 대신에, 도시의 중심지에 있는 '돈내놔의원'에 가보기로 했다. '돈내놔의원' 원장님께 진료를 받았다. 허리가 아프다고 하니까 별다른 말도 없이 엑스레이를 찍으면서 주사를 놔준다고 한다. 뭔가 좋은 장비로 치료를 하니까 바로 나을 것 같다. '안아파의원'에서는 주사를 한군데에만 놔줬는데, '돈내놔의원'에서는 양쪽에 세 군데씩 여섯 군데나 치료해줬고, 진료비도 15만 원이나 나왔다.

그는 생각했다.

'역시, 첨단 치료를 하는 곳이었구나. 좀 비싸도 더 효과가 좋겠지?'

하지만 무언가 전문적인 치료를 받았다는 느낌과는 다르게 하루가 지나자 주사를 맞기 전과 같은 정도로 다시 아팠다.

그는 너무 힘들었다. 오랜 기간 수소문하여 가기만 하면 몇 달은 끄떡없다고 소문난 '아주센의원'에 다녔다. '안아파의원'은 꼬리주사밖에 하지 않았었는데, '아주쎈의원'에서는 허리 가운데에도 주사하고, 옆구리에도 주사하고 다양한 방법으로 치료를 했다. '아주쎈의원'에 다녀오면 얼굴도 조금 화끈거리고 1-2주는 약간 붓는 느낌이 들긴 했지만 그래도 갔다 오기만 하면 허리통증은 줄어들었다.

김정한씨는 이제 30대 중반이 됐다. 열심히 일하던 어느 날 식탁 위의 그릇을 치우다가 아주 심한 허리와 다리 통증이 갑자기 생겼다. 원래도 아프긴 했지만 이정도의 통증은 처음 느껴봤다. 제대로 서서 걷지도 못하고 한참을 식당에 엎드려 있었다. 깜짝 놀란 아내는 의원만 다니지 말고 큰 병원에 가보자고 한다.

김정한 씨는 통증이 너무 심해 아내의 말을 듣기로 하고 큰 척추관절 전문병원인 '추척추척병원'에 갔다. 진료를 받는데, 의사 선생님이 MRI를 찍자고 한다. 그렇게 오래 아팠는데 참고 치료만 해왔으니, 큰마음을 먹고 검사를 하기로 했다. 담당 의사 선생님이 결과를 보고서는 디스크가 터졌으니 시술하는 게 낫겠다고 한다.

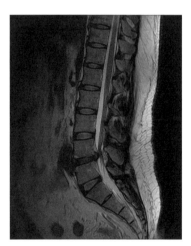

그림 1 **추간판 탈출증의 MRI**
허리뼈 4-5번 추간판이 후방으로 돌출되어 있다.

여러 시술에 관한 설명을 들었는데, 약만 주는 시술도 있고, 풍선으로 넓혀주는 것도 있고, 내시경으로 하는 것도 있고, 레이저와 고주파로 지지는 치료도 있다고 했다.

다른 시술은 너무 무서워서, 약만 주는 시술로 결정했다. 다른 이름으로 '신경성형술'이라고 한다는 말에 성형외과도 아니고 신경을 어떻게 성형하지? 하고 한참을 생각했다. 입원하고 수술실에 가서 시술을 받는데, 시술이라고 해서 아주 무서웠지만, 주사와 별다른 차이는 없는 것 같았다. 단지 시간만 조금 더 걸렸다. 주사를 맞을 때 약이 들어가면 뻐근한 느낌이 다리까지 내려가곤 했는데, 그런 느낌이 훨씬 더 강하게 느껴졌다.

"역시 시술이야, 훨씬 더 자극이 많이 내려가잖아."

하루 입원한 후 다음날 퇴원해서 집으로 돌아온 그는 거짓말처럼 통증이 많이 완화됐다. 이렇게 시술을 한 번 받으면 효과가 좋은데 괜히 지난 10년간 주사를 맞았던 것 같다는 생각에 처음부터 큰 병원에 가볼 걸 하고 후회했다.

일상으로 돌아온 김정한 씨는 열심히 식당일을 시작했다. 설거지는 대부분 식기세척기가 자동으로 해주었지만, 그래도 직접 사람이 해야 하는 부분이 있었다. 식당에 들어오는 음식 재료들을 정리하고 옮기는 일을 할 때면 약간씩 허리가 아플 때도 있었지만, '추척추척병원'에서 지어준 신경통약을 먹으니 버틸 수 있었다. 약은 동네 의원에서 똑같이 달라고 해서 먹고 있었다. 신경통약을 먹으니 약간은 졸리긴 했지만, 효과는 참 좋았다.

그렇게 6개월이 지난 후 통증이 서서히 더 잦아지고, 다리 저림도 더 심해진 것 같은 느낌이다. 이제는 종아리 바깥쪽이 약간 먹먹한 느낌까지 들었다. 어쨌든 저리고 아픈 건 아니라 먹먹한 건 참을 수 있었다.

그는 속으로 생각했다.

'시술 한 번 하면 몇 년간은 안 아파야 하는 거 아닌가?'

6개월이 지나 통증이 더 심해져 약으로 조절되지 않을 때쯤, '추척추척병원'에 다시 방문했다. '추척추척병원'에 가서 시술해주신 선생님 외래 진료를 받았는데, 시술한 지 1년이 지나, MRI를 다시 한 번 찍게 됐다. 4-5번 디스크가 그대로 있고, 옆에 있는 구멍 쪽으로는 더 심하게 튀어나왔다는 진단을 받았다.

의사 선생님은 내시경 시술을 권유했다. 지난번에는 약만 주는 시술이라서 완벽하게 치료되지 않았다고 하는데, 생각해보니 맞는 말 같았다. 약으로 단기간 통증만 줄여주는 치료를 받았으니 충분히 다시 재발할 수 있다고 생각했다. 의사 선생님 말씀으론 내시경으로 보고, 레이저로 디스크를 제거해 옆 구멍에 신경이 꽉 끼어 있는 부분을 넓혀주는 시술을 한다고 했다.

김정한 씨는 생각했다.

'터진 디스크를 레이저로 태워서 제거한다고? 그래 이 지긋지긋한 디스크와는 이제 안녕이다.'

조금 무섭긴 했지만 좋아질 거라는 희망으로 시술을 받았다. 수술실은 주사 맞을 때마다 들어와서 이제는 익숙해졌다. 허리에 주사를 맞았는데, 마취가 되어서 아프지는 않을 거라고 했다. 시술하는 시간이 지겨울 정도로 통증은 없었다.

시술이 끝나고 퇴원하자 거짓말처럼 증상이 사라졌다. 오른쪽 다리가 저린 현상도 없어졌고, 먹먹한 느낌도 많이 줄어들었으며, 허리도 아프지 않았다.

그는 20살 군대에서 시작된 허리통증을 회상했다. 주사를 맞으면서 따끔했던 그 기억들도 떠올렸다. 이제 허리통증 없이 마음껏 일할 수 있다는 생각이 들었다. 치료하는 동안 식당을 열지 못 하다 보니, 식당 운영에 약간 차질이 생겼다. 재료비라도 아끼고자, 어머니가 물려주신 텃밭에 채소를 심어서 식당에서 쓰기로 했다. 주말에는 틈틈이 밭일하고 평일에는 식당에서 열심히 일을 했음에도, 허리에 큰 불편감 없이 일할 수 있었다.

아예 통증이 없는 건 아니었지만 이제는 좀 아파질 때면, 약도 먹고 '추척추척병원'에 가서 주사를 맞으면 몇 달 이상 지낼만했다. 식당도 안정화되어 안정적인 생활을 할 수 있었다.

그런데, 5년 뒤….

그는 어느덧 40대에 접어들었다. 그는 다시 허리와 다리가 매우 아프기 시작했다. 그런데 이제는 통증의 양상이 전과는 약간 달랐다. 원래는 무거운 물건을 들거나 허리를 숙일 때 갑자기 '억' 하는 느낌이 있으면서 아팠는데 지금은 그렇지는 않고, 오히려 오래 서 있거나 많이 걸을 때면 다리가 무거웠다. 가만히 앉아 있거나 누워 있으면 별로 불편감은 없지만, 손님이 많아서 바쁘게 한참 걸어 다니다 보면 두 다리가 천근만근이고 팍팍했다. 근처 텃밭까지 걸어갈 때도 중간에 한번은 쉬었다가 갔다. 그래도 바쁘지 않을 때는 그럭저럭 견딜 만하니 큰 걱정은 되지 않았다.

1년이 지나고 팍팍한 느낌은 훨씬 더 심해져서, 이제는 잘 때 종아리에 쥐가 자주 나곤 했다. 일이 바쁠 때면 단순히 아픈 걸 넘어서 허리가 빠지고 쏟아지려고 하는 느낌이 든다. '추척추척병원'에 몇 개월 만에 방문했다.

아뿔싸.

시술해줬던 선생님이 다른 지역에서 개업하셨다고 한다. 어쩔 수 없이 다른 선생님께 진료를 받았더니, 이번엔 협착증이라 했다.

'협착증이라고? 진단명도 어렵네. 뭔가 좁다는 뜻인가?'

걷다 보면 통증이 심해져 중간에 쉬었다가 가야 하는 증상이 바로 협착증 때문이라고 했다. 아직은 심하지 않다고 더 많이 아파지면 MRI를 찍자고 말했다.

역시 예전과 마찬가지로 신경치료를 받고 귀가했다. 그래도 이렇게 치료를 받고 나면 1~2달은 괜찮았다. 1년이 지나고, 이제는 주사를 맞아도 효과가 일주일도 안 가는 것 같았다. 원래는 앉아 있거나 누워 있을 때는 괜찮았는데, 요즘은 그럴 때도 좀 아프다. 걸으면서 하는 일은 거의 못 할 지경이다. 다리 저림과 당김은 양쪽 다리 전체로 번져서, MRI를 오랜만에 다시 촬영했다.

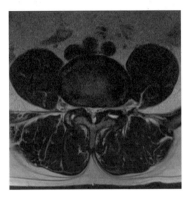

그림 2 척추관 협착증 사진
튀어나온 추간판과 과도하게 커진 후관절로 인해
척추관이 좁아져 있는 모습

허리뼈 4-5번 척추관에 협착이 심하다고 했다. 디스크는 거의 높이가 낮아지고 퇴행성 변화가 심해 인공디스크로 치환하고 나사를 앞쪽 뼈에 넣어서 고정한 후 뒤쪽 뼈도 뜯어내는 수술이 필요하다고 한다. 지난 20년간 힘들었던 기억이 떠올라 울컥했다. 단지 열심히 일했을 뿐인데, 억울하기까지 했다. 다른 사람들은 허리 아프지 않고 잘 지내는데 왜 나만 수술까지 해야 하는지 받아들일 수 없었다. 주변에 수술한 어르신들은 허리 수술은 절대 하지 말라고 수술을 말렸다. 옆집 사는 누구 할아버지는 협착증이 있었는데 수술 안 하고도 잘 걸어 다닌다고 하고, 건넛집 할머니는 수술했는데 더 못 걸어 다니고 매일 약으로 버티면서 지내는데 왜 수술을 하느냐고 한다.

결국, 그는 바로 수술은 하지 않았고, 시술을 한 차례 더 받고, 효과가 없고 나서야 수술을 결심했다. 그렇게 골치 아픈 디스크를 아예 제거하고 인공디스크를 넣으면 이제 모든 문제가 해결될 것이다. 수술한다는 건 아주 무서웠지만, 아파서 일할 수도 없는 현재 상황에서는 별다른 대안은 없었다.

그는 입원하고 수술을 마치고, 보조기를 차고 퇴원하여 생활을 시작했다. 일을 무리하게 하지 말라고 한다. 통증은 수술 이후에 많이 완화됐다. 보조기는 3개월은 차야 하지만 그래도 걸어 다닐 때 허리가 빠질 것 같은 느낌은 거의 없어졌다. 보조기 때문에 허리를 숙이거나 할 순 없지만, 통증에서 일단 해방된 것에 안도감이 느껴졌다.

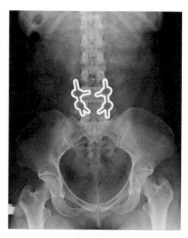

그림 3 수술하여 척추를 유합한 사진

그렇게 10년이 지나, 그는 50대가 됐다.

지긋지긋한 허리통증은 해가 지날수록 조금씩 더 심해졌다. 이제는 온종일 허리가 아팠다. 예전에는 허리가 좀 아파도 쉬거나 주사를 맞고 약을 먹으면서 그럭저럭 버틸 만했지만, 지금은 어떤 치료에도 효과가 없거니와, 걷거나 서 있는 건 물론이고, 앉거나 누워있어도 항상 아팠다. 양쪽 다리는 힘이 빠져 걸을 때 자꾸 넘어졌다. 평범한 일상생활을 하는 건 생각도 할 수 없었고, 식당일도 하기 너무 힘들어 5년 전에 관뒀다. 허리통증은 운동으로 관리해야 한다는데 이제는, 운동도 할 수 없을 정도로 몸이 불편했다.

병원에 가서 다시 MRI를 찍었다. 고정한 4-5번 허리뼈 위의 1-2-3번 허리뼈에 협착증이 다시 생겼다고 했다. 재수술이라도 해서 좋아지고 싶지만, 너무 큰 수술이라 위험하다고 했다. 차라리 수술하지 말자고 한다. 혹시나 하는 마음에 대학병원에도 방문해봤지만, 수술이 위험할 뿐만 아니라 하고 나서도 똑같이 아플 수 있다고 보존적인 치료를 하면서 지내라 한다. 하지만, 이미 먹는 약이나, 주사, 시술, 도수치료까지 할 만큼 해도 효과가 없었는데, 어떻게 하라는 말인지 이해가 안 됐다.

김정한 씨는 아무것도 할 수 없는 상황에 너무 화가 났다. 교통사고가 나서 뼈가 다친 것도 아니고, 뇌출혈로 장애가 온 것도 아니고, 심근경색으로 사경을 헤맨 것도 아닌데, 단지 통증 하나만으로 인생이 황폐해졌다는 생각이 들었다. 앞으로 수십 년을 어떻게 살아갈지 막막하기만 하다.

지난 30년 동안 허리와의 전쟁을 생각했다. 병원에서 시키는 대로 열심히 주사를 맞고 시술을 했는데 허리는 점점 나빠져만 갔다. 치료를 게을리한 것도 아니고, 아플 때마다 꼬박꼬박 병원에 갔으며, 약도 열심히 먹었는데….

생각해보니 그렇게 병원에 다니고 치료를 받으면서도 정작 예방법에 대해서는 궁금하지도, 들어 본적도, 알려주는 사람도 없었다. 어떤 운동을 해야 하는지, 어떤 자세가 좋은 자세인지 평생을 모르고 지내왔다. 이제는 지나간 세월을 돌리기엔 너무 늦었다는 걸 깨닫는다.

어쩌면 우리 모두의 이야기

김정한 씨는 가상의 인물이지만, 그의 경과는 통증클리닉에 방문하는 환자들의 사례를 합쳐서 기술한 것으로 실제로 일어난 일들을 모았다. 모든 경우에 이렇게까지 극단적으로 병이 진행하는 것은 아니지만, 통증클리닉을 운영하는 의사들은 비슷한 양상으로 허리가 안 좋아지는 환자를 흔히 만날 수 있다. 김정한 씨가 특별히 잘못한 것은 없다. 다만 병원에서 치료하는 30분에서 한시간 정도만 집중하고 그보다 훨씬 많은 시간인 평소 일할 때 허리를 관리하지 못했던 일이 비극의 원인이다. 정량화할 수는 없지만, 5분간의 주사치료와 일주일 동안의 자세 중에 어떤 것이 허리에 더 큰 영향을 끼치는지 정답은 명확하다.

통증클리닉에 방문하는 환자는, 아주 뛰어난 실력을 갖춘 훌륭하고 똑똑한 의사를 만나 치료받으면 본인의 허리 상태를 한꺼번에 반전시킬 수 있다고 생각한다. 그렇게 된다면 정말 좋겠지만, 실제로는 불가능하다. 외래에 처음 오는 몇몇 환자는 주사 한 번 맞고 다 나았다는 소문을 듣고 왔다고 한다. 그런 분들에게는 진료를 시작하기 전에 현실을 먼저 알려준다.

"주사 한 번 맞고 다 낫는 그런 일은 불가능합니다."

그런 식으로 단박에 나을 거라는 기대를 하고 오는 환자는 한두 번의 치료를 하고 나서도 허리 불편감이 완전히 사라지지 않으면, 또 다른 명의(?)를 찾아 허리 주사를 맞으러 다른 병원을 순회한다. 그러면서 정작 허리에 더 필요한 좋은 자세와 운동으로 허리를 튼튼하게 만들 수 있는 시간과 기회를 날려버린다.

허리는 누구나 관리해야 한다

몇 년 전 매우 덥던 한여름에 딸이 태어났다. 심하게 뒤척이면서 자는 바람에 돌이 되기까지 주로 바닥에 두고 키웠다. 그리고 어느 날 거실 바닥에 누워 있던 딸을 방으로 옮기기 위해 허리를 숙인 다음 들어 올렸는데 허리에 '뜨끔' 하는 느낌이 들면서 심한 통증이 생겼다.

다음 날 아침이 되었는데 침대에서 내려올 수 없었다. 조금만 움직여도 허리가 끊어질 듯 아팠다. 걷기가 힘들어 겨우 기어서 출근할 수 있었다. MRI를 찍고 추간판 탈출증으로 진단받았고, 허리에 주사를 맞은 후 통증이 없어졌다. 그 당시엔 딸을 들어 올릴 때 다쳤다는 것을 모르고 있었다. 전문의는 아니어도, 어엿하게 의사 면허증을 갖고 있을 때였지만 뭐가 정확하게 어떻게 잘못되었는지 몰랐다. 의사라 하더라도 관심이 없다면 디스크성 통증에 관해 무지할 수 있다. 의학에 대한 접근성이 의사에 비교해 낮은 환자는 말할 것도 없을 것이다.

마취통증의학을 전공하며 정형외과와 통증의학 공부를 하고, 이후에 통증클리닉 외래 진료를 하면서 병원에서 하는 치료보다 평소 자세가 더 중요하다는 것을 깨달았다. 어떤 자세가 좋은 지, 왜 허리 디스크의 압력이 올라가는지 늘 생각하고 연구했다. 이후에 충분한 지식이 쌓인 지금은 10년간 추간판 탈출증의 재발 없이 완치 상태로 지내고 있다.

디스크는 아무런 증상이 없다가 갑자기 터지는 건 아니고, 압력이 올라갈 때 항상 우리에게 경고 신호를 보낸다. 그런 신호를 잘 알아차리면 나쁜 자세를 피할 수 있다. 허리는 하루나 며칠 만에 나빠지는 것이 아니라 수년간에 걸쳐 단계적으로 안 좋아지므로, 돌아오지 못할 정도로 허리가 망가지기 전에 막을 기회는 아직 남아있다.

허리와의 전쟁에 승리할 것인가 패배할 것인가는, 얼마나 열심히 싸우는 지가 아니라, 어떤 전략으로 싸울지가 더 중요하다.

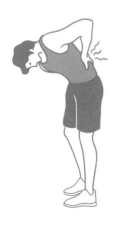

디스크성 허리통증을 한 번이라도 앓은 사람들은 갑자기 심한 통증으로 모든 일을 내려놓고 싶었던 기억이 있을 것이다. 하지만 일을 중단할 수 없어 병원에도 가지 못하고 아픈 것을 참아가면서 일해야 할 때는 심한 좌절감을 느끼기도 한다. 당연히 모든 허리통증에 대해 예방할 순 없겠지만, 이 책의 내용만이라도 잘 기억한다면 많은 도움이 될 것이다.

디스크성 통증이 문제다

허리가 아픈 원인은 매우 다양하며, 일과 관련된 허리통증의 원인도 여러 가지가 있다. 척추 후관절 증후군, 허리뼈 염좌, 근육통, 척추관 협착증 등이 그것에 해당한다. 모든 허리통증이 디스크성 통증이라고 할 수는 없다. 하지만 나는 앞으로 언급할 여러 이유로 디스크성 통증이, 허리통증에서 가장 중요하다고 생각한다. 특히 허리에 안 좋은 자세로 여러 작업을 하는 여러분에게 더 그렇다.

가. 갑자기 강한 힘이 가해지거나, 지속적인 나쁜 자세에서 발생

디스크성 통증이 잘 발생하는 경우는 크게 두 가지가 있다. 첫 번째는 갑자기 강한 힘이 허리에 가해질 때, 두 번째는 아주 강한 힘은 아니더라도 '반복적, 지속적'으로 힘이 작용하여 디스크의 압력이 올라갈 때다.

일이나 작업을 하다가 생긴 디스크성 통증으로 외래를 방문하는 환자는 대부분 최소한 위에 적힌 원인 두 가지 중 하나를 갖고 있다.

업무와 무관하게 하는 일(집 정리를 하거나, 취미생활을 할 때)은 도중에 쉬었다가 하거나 무거운 무게를 한 번에 들지 않고 나눠서 드는 일이 가능하지만, 바쁘게 일할 때는 갑자기 평소보다 강한 힘을 순간적으로 쓰거나, 한 자세로 장시간 일(밭에 나가서 쪼그려 앉아서 몇 시간 동안 풀 뽑기, 오래 앉아서 컴퓨터를 사용)을 할 수밖에 없다. 따라서 디스크성 통증이 발생하기 아주 쉬운 환경이다.

나. 만성 통증으로 진행할 가능성이 큼

디스크성 통증이 문제가 되는 것은 만성 통증으로 진행할 가능성이 크기 때문이다. 디스크성 통증이 발생하면 충분한 휴식을 취함과 동시에 바른 자세를 유지하고 적절한 운동을 해야 빠른 회복을 기대할 수 있다. 현실적으로는 일에 바쁘고, 일상에 지쳐 따로 시간을 내서 운동하기는 힘들다.

일하다 허리통증이 생겼을 때, 대부분 일을 하면서 안 좋은 동작을 반복했을 것이고, 일을 그만두기 전에는 허리 통증을 생기게 한 근본 원인이 없어지지 않는다. 통증의 원인이 해결되지 않는 상태로 장시간 통증이 지속하다 보면 만성 통증으로 가는 경우가 많다. 만성 통증은 급성 통증과는 달리 통증 자체가 병으로 존재하는 상태로 급성 통증보다 치료가 힘들다.

또 허리(허리뼈 주변)는 우리 몸을 이루는 골격 체계의 가장 중심으로써, 허리통증이 만성화되면 척추 전체의 정렬에 영향을 끼쳐 이차적으로 무릎, 엉덩관절 통증이나 어깨 통증이 생긴다.

다. 일상생활이 어려울 정도로 심한 통증인 경우가 많음

허리통증을 겪어본 사람들은 알겠지만, 디스크성 통증은 허리통증의 다른 원인과는 다르게 순간적으로 강한 통증이 발생하며, 일상생활을 힘들게 하고 출근을 못 하거나 출근했다 하더라도 정상적인 업무에 방해가 될 정도로 통증의 강도가 센 경우가 많다. 그런 이유로 일과 관련된 허리통증에서 디스크성 통증이 특히 중요하다.

라. 재발의 우려가 큼

급성 디스크성 통증은 특별한 치료(주사치료, 물리치료, 약물치료, 도수치료)를 하지 않더라도 잘 관리한다면 시간이 지나면서 약해지는 것이 대부분이다. 디스크 손상의 정도에 따라서 다르지만 1~3주에 걸쳐 통증의 완화, 2~3달에 걸쳐 통증의 해소가 일어나지만, 문제는 손상된 디스크의 재생 속도가 느려서 완전히 회복되는 데 더 오랜 시간이 걸린다는 점이다. 따라서 처음 다친 후에 6~12개월까지는 통증이 없다 하더라도 같은 부위를 다시 다치기 쉽다.

통증이 심한 급성기에는 주사치료가 도움이 되지만 주사치료 단독으로는 재발을 완전히 막기 힘들다. 기본적으로 손상된 디스크는 시간이 지나면서 우리 몸의 재생 작용으로 '스스로' 회복되는 과정으로만 치유될 수 있기 때문이다. 재발을 막기 위해서는 치료실이 아니라 평소 생활할 때가 중요한데, 그러기 위해 책에서 언급할 자세나 운동 등을 숙지하면 도움이 될 것이다.

허리 디스크,
디스크성 질환의 이해

책에서는 기본적으로 여러 상황에서 올바른 자세로 작업하는 방법을 알려주려 하지만, 모든 자세를 다 이야기하기는 어렵다. 그렇기에 개인이 허리통증, 그 가운데에서 디스크성 통증을 극복하기 위해서는 디스크성 통증이 어떤 과정을 통해서 발생하는지, 어떤 경과를 보이는지 꼭 알아두고 적용할 필요가 있다.

가. 허리 디스크란?

허리 디스크의 정식 명칭은 추간판(척추원반)이다. 가운데에 큰 구조물로 척추뼈몸통이라는 부분이 있는데, 디스크는 위아래 척추뼈몸통을 연결하는 역할을 담당한다.

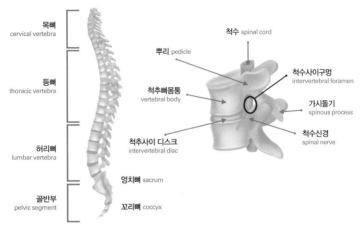

목뼈 cervical vertebra	척수 spinal cord
	뿌리 pedicle
등뼈 thoracic vertebra	척수사이구멍 intervertebral foramen
	척추뼈몸통 vertebral body
	가시돌기 spinous process
허리뼈 lumbar vertebra	척추사이 디스크 intervertebral disc
	척수신경 spinal nerve
엉치뼈 sacrum	
골반부 pelvic segment	꼬리뼈 coccyx

그림 4 **척추의 구조**

추간판은 중앙부가 가장 두꺼우며, 추간판의 바깥쪽 부분은 결합조직과 섬유연골로 구성된 섬유테가 지지역할을 한다. 추간판의 중앙에는 연골세포와 부드러운 섬유연골로 되어 있는 속질핵(수핵)이 있다. 속질핵은 수분함량이 높아 말랑말랑하다.

척추뼈몸통은 뼈이기 때문에 단단해서 몸의 골격 형성에는 중요한 역할을 하지만 상대적으로 유연성이 떨어질 수밖에 없는데, 추간판이 유연성과 탄력성을 증가시키는 역할을 한다. 또, 추간판은 충격을 완화하는 역할도 하는데, 자동차로 비유하자면 완충기(shock absorber)로 볼 수 있다.

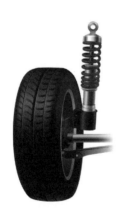

그림 5 **완충기(shock absorber)**
자동차 차체에 전달되는 지면의 충격을 완화하는 역할을 한다.

용어가 헷갈린다!:
허리 디스크? 추간판? 디스크 터짐? 추간판 탈출증?

허리 디스크의 원래 영어 명칭은 intervertebral disc로 척추 사이에 있는 원반(disk, disc)이라는 의미다. intervetebral(척추 사이)이라는 말을 생략해서 간단하게 디스크라고 말하는 건데, 한글 용어로 번역하면 척추(사이)원반 내지는 추간판이라고 한다.

허리 디스크라는 말은 해부학적인 구조 그 자체를 말하는 용어이지만 널리 사용되면서 그 의미가 약간은 변화하여, 상황에 따라서는 추간판의 병적인 질환(예, 추간판 탈출증)을 의미하곤 한다.

즉, "허리 디스크가 있으시네요."라는 말은 실제로는 '추간판 탈출증이 있다'라는 말로 생각하면 된다.

다만 "환자분은 허리 디스크가 없습니다."라는 말은 추간판 탈출증이 없다는 의미나 아니면 추간판의 퇴행이 너무 심해서 녹아서 없어졌다는 뜻으로 혼용되는 경우도 있다.

사실, 용어에 있어서 정확한 질환명으로 표현하는 것이 맞지만, 비의료인 사이에서는 디스크라는 용어가 가장 널리 사용되고 익숙하므로 이 책에서는 디스크 및 추간판 탈출증이라는 용어를 함께 쓰고 있다.

나. 추간판의 근본적 한계

앞에서 언급했듯, 추간판은 말랑말랑한데, 그런 구조는 척추의 움직임을 유연하게 하며 충격을 완화하는 장점이 있다. 이를 다르게 해석하면 외부 압력이 가해질 때 모양의 변형이 잘 온다는 뜻이다. 추간판은 어느한계까지는 이러한 변화에 대해 잘 적응하지만, 압력을 반복, 지속해서 가하거나 퇴행성 변화(수분함량의 감소)가 있는 상태에서 압력이 증가하면 디스크는 탄성의 한계를 잃고 모양이 변하여 속질핵이 섬유테를 뚫고 바깥쪽으로 튀어 나가는데, 이를 추간판 탈출증이라 한다.

추간판이 지금보다 단단하다면 압력에 훨씬 더 잘 견딜 수 있겠지만, 가벼운 외부 자극에도 큰 충격을 받으며 허리를 가볍게 앞뒤 좌우로 움직이는 것도 불가능했을 것이다. 결국, 유연성과 완충을 위한 구조 자체가 추간판의 질환이 생기는 근본적 원인이다.

다. 디스크(추간판)의 압력이 올라간다는 것

디스크성 통증의 원인은 디스크의 압력이 올라가는 것이다. 디스크를 풍선으로 비유해보면 쉽게 이해할 수 있다. 풍선의 압력이 낮은 상태에서는 모양과 탄성이 잘 유지되는 반면에 풍선을 눌러서 압력을 높이면 모양이 변형되면서 탄성이 떨어지며, 심할 때는 터지기도 한다.

마찬가지로 디스크의 압력이 크게 증가하면 속질핵이 섬유테를 뚫고 밖으로 분출된다. 이때 염증 유발물질이 나오고, 이후 연쇄 염증반응이 일어나는데, 결국 뒤뿌리신경절(Dorsal Root Ganglion; DRG)이나, 디스크 자체의 감각을 담당하는 동추골신경(sinu-vertebral nerve)을 흥분시킨다. 추간판의 탈출이 매우 심할 때는 물리적인 압박이 신경을 자극하여 통증을 유발할 수도 있지만, 일반적으로는 염증 물질에 의해 신경이 민감한 상태가 되어 약한 자극에도 통증 신호가 커지는 것으로 이해하면 된다. 즉, '허리 디스크 = 디스크가 신경을 눌러서 아프다.'라는 것은 잘못된 일반화의 예라 볼 수 있다.

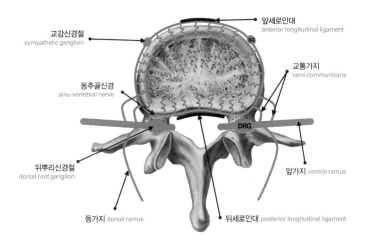

그림 6 **척추 주변의 신경 및 앞뒤세로인대**
앞뒤세로인대는 매우 튼튼하여, 일반적인 추간판 탈출증은 가운데보다는 양옆으로 발생하는 예가 많다.

라. 디스크 압력이 올라가는 상황

디스크의 압력이 올라가는 것으로 인해 모든 문제가 발생한다는 것을 앞에서 설명했다. 그렇다면 이제는 어떤 상황에서 디스크의 압력이 올라가는지 알아보고자 한다.

1) 수직으로 힘이 가해질 때(수직 부하)

디스크 압력이 올라가는 상황 중에 가장 대표적인 것이 수직으로 가해지는 힘이다. 좀 더 자세히 말하면 '척추뼈몸통이 종단(세로, longitudinal)으로 압박됐다.'고 한다.

종판(vertebral endplate)은 디스크와 척추뼈몸통 사이를 분리시켜 주는 뼈와 연골로 된 부분이다. 종판의 중앙부는 다른 부위보다 약해서 이런 수

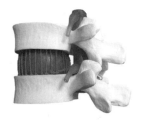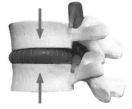

그림 7 **수직 부하**

직 부하가 반복적으로 가해지면 쉽게 파괴되어 수핵이 척추뼈몸통으로 빠져나가게 되는데 이런 현상을 쉬모르 결절(Schmorl's node)라 한다.

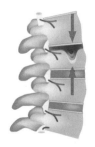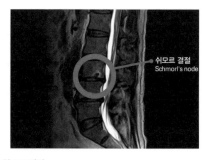

쉬모르 결절
Schmorl's node

그림 8 **쉬모르 결절**

수직 부하로 인해 쉬모르 결절이 생기는 모습   허리뼈 3~4번 사이의 수핵이 디스크의 종판을 뚫고
상단 척추뼈몸통 방향으로 들어간 모습

이런 수직 부하에 대해 디스크는 잘 적응하는 편이지만, 아주 심한 강도의 부하가 순간적으로 가해지면 추간판 탈출증(Herniation of Nucleus Pulposus; HNP)이나, 척추뼈몸통 압박골절(compression fracture of vertebral body) 등이 생길 수 있다.

수직 부하가 생길 수 있는 상황으로는 높은 곳에서 뛰어내리는 경우와 넘어져서 바닥에 주저앉는 경우가 있다. 공중에서 낙하산을 타고 내려오다가 착지할 때, 척추를 다쳤다고 하면 대부분 수직 부하에 의해 압박골절이 생긴 것이다.

2) 허리뼈 후만

허리뼈 만곡(휘어짐)에는 전만과 후만, 측만이 있다. 전만(lordosis)은 앞으로 휘어진 것, 후만(kyphosis)은 뒤로 휘어진 것, 측만(scoliosis)은 옆으로 휘어진 것을 말한다. 정상적으로 허리뼈는 약간 전만되는 것이 정상이고, 이 전만의 상태가 후만으로 바뀌려고 하면 디스크의 압력이 올라가게 된다.

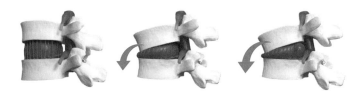

그림 9 **허리뼈 후만**
후만의 각도가 커질수록 디스크의 압력이 커지는데, 섬유테가 버틸 수 있는 한계를 넘어설 정도로 압력이 많이 올라가면 추간판 탈출증이 생기는 것을 보여준다.

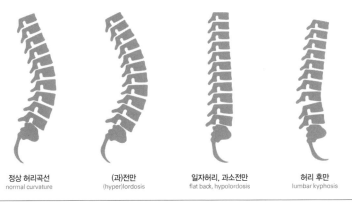

정상 허리곡선	(과)전만	일자허리, 과소전만	허리 후만
normal curvature	(hyper)lordosis	flat back, hypolordosis	lumbar kyphosis

그림 10 **허리의 곡선**

허리는 정상적으로 약간 전만되어 있는 상태이다. 다른 책이나 자료에서는 과전만된 상태 만을 전만(lordosis)이라고 기술하기도 한다. 전만 유지의 중요성을 강조하기 위해 이 책에서는 정상 허리 곡선을 전만 상태라고 하고, 과전만은 분리해서 다루겠다. 또한, 일반적으로 후만(kyphosis)은 등뼈 후만(thoracic kyphosis)을 말하는데, 설명의 편의를 위해 허리뼈에만 국한하여 적용하려 한다.

3) 외측 굴곡(side bending, lateral flexion)

의학용어로 굴곡(flexion)은 각이 좁아지는 것(굽는 것)을 말하며, 신전(extension)은 각도가 넓어지는 것(펴는 것)을 말한다. 따라서 외측 굴곡이라는 말은 척추뼈몸통의 바깥쪽(외측)이 만들어 내는 각이 좁아짐을 의미한다.

허리뼈 후만과 마찬가지로 외측 굴곡도 디스크의 압력을 올리는 요소가운데 하나다. 실제로는 아래의 그림과 같이 외측 굴곡 단독으로 일어나기보다는 굴곡의 반대 방향으로 회전운동이 같이 발생한다. 이 책에서는이해를 돕기 위해 회전 없이 단독으로 외측 굴곡이 일어난다는 가정하에설명하려 한다.

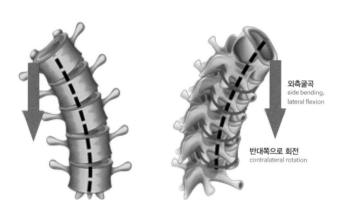

외측굴곡
side bending,
lateral flexion

반대쪽으로 회전
contralateral rotation

그림 11 **외측 굴곡과 회전**

이론적인 것으로 외측 굴곡만 생기는 예

실제로는 외측 굴곡이 일어나면 반대편으로 약간의 회전이 함께 발생한다. 예를 들어, 오른쪽으로 굴곡하면, 회전은 왼쪽으로 일어난다.

외측 굴곡 시에 어느 정도까지는 정상적으로 디스크의 완충 작용이 일어나지만, 디스크가 버틸 수 있는 한계를 넘어서면 손상이 발생한다.

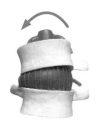

그림 12 **외측 굴곡**
외측 굴곡이 생겼을 때 디스크 한쪽의 압력이 올라간 모양을 나타낸다.

4) 회전변형

척추뼈몸통은 단단한 뼈이므로 회전운동을 할 수 없는데, 디스크의 유연성 때문에 회전 동작이 가능하다. 당연히 과도한 회전이 되면 디스크의 압력이 올라가게 되리라는 것은 쉽게 이해할 수 있다.

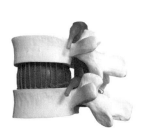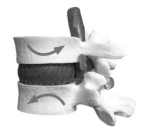

그림 13 **회전변형**
회전변형으로 인해 디스크 모형 테두리를 둘러싸는 실이 팽팽해지고, 디스크의 압력이 올라가는 모습이다.

5) 두 가지 이상이 병합

디스크의 압력을 올리는 네 가지 원인 중의 여러 가지가 병합되면 더 안 좋은 영향을 끼치는 동반 상승(시너지, synergy)효과가 나타난다. 예를 들면, 허리뼈 후만 자세를 취했을 때 회전변형이 추가로 생기면 디스크가 받는 힘이 훨씬 증가하는 경우가 있다.

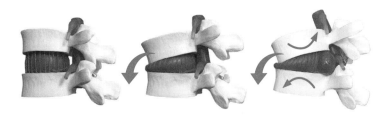

그림 14 **회전변형과 후만의 병합**
후만이 일어난 상태(가운데), 후만 상태에서 회전변형이 가해질 때(오른쪽) 허리뼈 후만만 있는 경우보다
후만이 있는 상태에서 회전변형이 일어나면 디스크의 압력이 더 많이 증가하게 된다.

이처럼 허리뼈 후만, 회전변형이 함께 이루어지기 쉬운 운동은 골프가
있다.

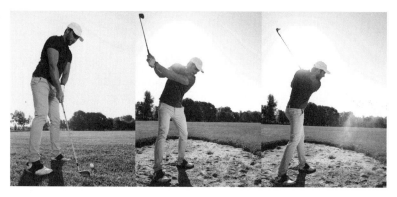

그림 15 **골프 할 때 스윙**

그림 15의 첫 자세는 스윙하기 전 준비자세이다. 스윙을 위해 상체를
숙인 이때 척추의 중립자세를 유지하지 않으면 허리뼈의 전만이 무너질
수 있다. 이후 강한 힘으로 허리를 돌리면서 골프채를 휘두를 때 회전변
형이 발생한다. 허리뼈와 골반이 함께 돌아나가면 회전의 정도를 줄일 수
있으나, 마무리 자세에서 생기는 회전변형은 완전히 없앨 순 없다.

디스크 압력을 올리는 4가지 상황

: 수직 부하, 허리뼈 후만, 외측 굴곡, 회전변형

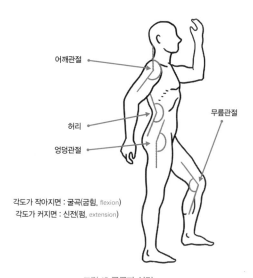

그림 16 굴곡과 신전

의학용어에서 관절의 각도가 줄어들면 굴곡, 넓어지면 신전이라고 한다. 즉, 위 그림에서 표시된 각도가 감소하면 굴곡되었다고 말할 수 있다.

마. 디스크의 압력을 낮추는 방법

1) 허리뼈의 전만을 유지

허리뼈 후만은 디스크의 압력을 올리는 주된 요소다. 통증클리닉을 방문한 환자의 대부분은 허리뼈 전만 상태가 어떤 것인지 전혀 모르는 경우가 많고, 안다고 하더라도 능숙하게 전만을 만들지 못 한다.

허리뼈 전만은 디스크의 압력을 줄이기 위한 가장 중요한 방법이다. 그 이유는 먼저 약간의 전만 형태를 띠는 것이 정상 허리뼈의 모양(이를 중립위치라고 함)이며, 또 다른 이유는 신경이 지나가는 길(신경관)이 척추뼈몸통의 후방에 위치하기 때문이다.

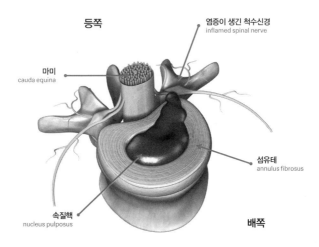

그림 17 척추뼈몸통 및 신경의 위치
신경은 척추뼈몸통의 뒤쪽(등쪽)으로 지나가므로 디스크가 후방이나 측후방으로 돌출될 때
심한 증상이 나타난다.

추간판 탈출증이 심하면 속질핵이 후방으로 튀어 나가는 것 외에 전방으로 터지는 예도 있지만, 전방에는 상대적으로 통증과 직접 관련 있는 신경의 분포가 적고, 공간이 열려 있어 신경의 압박이 생기기 쉽지 않다. 즉, 대부분의 추간판 탈출증에 의한 통증은 후방이나 측후방 탈출의 경우에 생기기 때문에 허리뼈의 전만을 유지해야한다.

2) 골반의 회전과 허리뼈 전만의 관계
허리뼈 전만은 디스크 압력 저하의 필수 요소다. 하지만 진료실에서 허리뼈 전만에 대해 설명해 드린 후 '한번 해보세요.'라고 했을 때 대부분은 어떻게 해야 할지 모른다. 허리를 넣어야 한다고 생각해서 허리에 힘만 주는 분들이 많다.

허리뼈는 골반과 연결되어 있고, 골반의 움직임이나 자세에 따라서 이차적으로 모양이 변형되는 양상을 보인다.

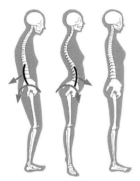

그림 18 골반 회전과 허리뼈의 굴곡
골반의 움직임에 따라 허리뼈의 곡선이 변하게 된다. 즉, 허리의 전만과 후만은 골반의 위치에 의해 이차적으로 만들어진다.

그림 18과 같이 골반이 전방으로 회전하게 되면 허리뼈는 전만되고, 후방으로 회전하게 되면 후만이 된다. 과도하게 전방으로 회전한 경우를 골반 전방경사라고 하고, 후방으로 회전했을 때는 골반 후방경사라고 부른다. 골반 전방경사, 후방경사는 큰볼기근, 넙다리뒤근육, 배곧은근, 배바깥빗근, 엉덩허리근, 넙다리근막긴장근, 척추세움근의 근력 약화 혹은 단축 등으로 인해 골반 위치의 균형이 깨지면서 나타나는 현상이다.

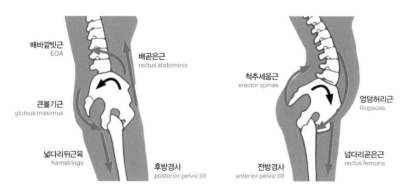

그림 19 **골반 전방경사 및 후방경사 시 작용하는 근육**
전방경사 및 후방경사의 발생에는 위의 그림과 같이 여러 근육이 관여한다. 평소에 관련 근육의 강화 운동 및 스트레칭을 꾸준히 해준다면 골반을 잘 움직이는 데 많은 도움이 될 것이다.

디스크성 통증과 관련해서는 대부분 바닥에 있는 물건을 들거나 허리를 숙일 때 골반 후방경사가 되는 상황이 문제가 된다. 이를 예방하기 위해서는 의식적으로 골반을 전방으로 회전시켜 후방경사가 되지 않도록 예방해야 한다.

허리와 골반, 그리고 넙다리뼈는 연결되어 있고, 기능적으로 밀접한 연관이 있다. 즉, 넙다리뼈나 골반의 움직임이 허리의 정렬에 영향을 미칠 수 있고, 그 반대의 경우도 가능하다. 때문에 허리통증을 예방하기 위해서는 허리 운동만 하는 것이 아니라, 엉덩관절이나 허벅지 근육 강화 및 스트레칭이 필요하다. 해부학, 기능적으로도, 허리와 골반, 넙다리뼈는 연결되어 있다. 앞에서 골반의 움직임으로 허리의 전·후만을 만들어 낸다고 했는데, 이때 엉덩관절 주변의 가동성이 떨어진다면 골반의 움직임이 제한될 수 있다. 그렇기 때문에 허리통증의 완화를 위해서는 골반 주변과 코어 근육의 강화와 더불어 엉덩관절의 스트레칭이 꼭 필요하다.

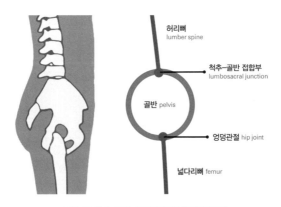

그림 20 허리-골반-넙다리뼈의 기능적 관련성

활꼴선은 골반 입구를 구성하는 선으로써, 옆에서 보았을 때 골반의 회전을 알아보는 기준이 되기도 한다. 방사선영상에서는 넙다리뼈 머리를 감싸는 비구(acetabulum)의 꼭대기와 엉치뼈 1번의 뒤쪽 아래쪽 끝부분을 이은 선으로 가늠한다.

서 있는 상태에서는 바닥 면과 약 50도 정도가 표준으로 알려져 있으며, 이때의 골반 위치를 중립상태로 생각할 수 있다.

50도보다 크다면 골반 전방경사(anterior pelvic tilt) 작다면 골반 후방경사(posterior pelvic tilt)라고 한다. 모든 자세의 기본은 골반을 중립상태로 만드는 것이고, 골반이 중립상태가 된다면 허리뼈의 중립도 자연스럽게 따라오게 된다.

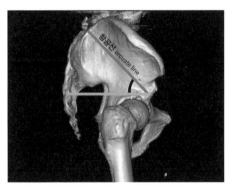

그림 21 **활꼴선(arcuate line)**
활꼴선은 골반의 회전 상태를 알아보는 기준이 된다.

3) 자연복대

골반이 적절한 전만의 상태를 유지하기 위해서는 허리 주변 근육(코어 근육)의 적절한 긴장이 필수다. 허리 운동의 우리나라 최고 권위자인 서울대학교 재활의학과 정성근 교수님이 쓰신『백년허리』라는 책에서는 이를 '자연복대'라는 용어로 표현한다.

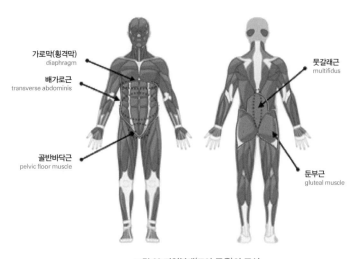

그림 22 **자연복대(코어 근육)의 구성**
둔부근은 엄밀히 말하면 자연복대에 속하지 않지만, 코어 근육에 인접하여 기능적으로 중요한 역할을 한다.

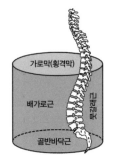

그림 23 **자연복대의 개략도**
(schematic diagram)

자연복대를 강화하는 이유는 크게 두 가지가 있는데, 첫 번째는 척추의 안정이다. 자연복대가 튼튼하면 마치 단단한 복대를 찬 것처럼 허리뼈 및 골반 및 배근육이 고정되게 되어, 허리뼈 전체에 '과도한 움직임'이 생기지 않게 된다. '과도한 움직임'이 디스크의 압력을 증가시키는 원인 중의 하나이므로 자연복대의 강화는 디스크성 통증의 예방에 큰 역할을 할 수 있다.

그렇다면 운동으로 코어 근육을 강화하지 않고, 그냥 복대를 차고 다니면 되지 않는가 하는 의문이 생긴다. 급성 허리통증이 있는 경우에 복대를 착용하면 즉시 통증이 완화된다. 하지만, 장기간 복대를 착용하게 되면 우리 몸의 근육이 해야 할 일을 복대가 대신하게 되어, 오히려 자연복대를 구성하는 근육량이 감소하고 근력이 약해질 수 있기 때문에 자연복대의 강화가 필요하다.

자연복대를 강화해야 하는 두 번째 이유는 허리뼈 전만에 필요한 골반의 회전을 유지하기 위한 기본적인 근력을 제공해주기 위함이다. 좋은 자세를 만드는 데는 튼튼한 근육이 필수다. 특히 허리뼈 전만을 만드는데 척추세움근의 수축은 꼭 필요하다.

평소에 자연복대가 약하면 세움근이 쉽게 피로해지게 되어, 일하기 시작할 때엔 바른 자세를 유지하다가 일이 끝나갈 무렵에는 자세가 무너지는 현상이 생기게 된다. 이때 디스크가 손상될 가능성이 크므로 자연복대를 강화하여, 세움근이 지치지 않도록 해야 한다.

4) 체중 분산 : 허리에 실리는 무게를 팔로 옮기자.

디스크의 압력을 줄이기 위해서는 체중을 분산시키는 것이 크게 도움된다. 허리를 숙일 때 그냥 숙일 때는 상체 무게 대부분이 허리뼈 4-5번에 집중된다. 팔로 무게를 분산시키면 상체 무게의 감소 효과가 생긴다. 성인의 상체 무게가 30kg 전후라고 가정했을 때, 10kg만 분산시킬 수 있다면 무려 33%의 척추 부담이 줄어드는 엄청난 효과를 볼 수 있다.

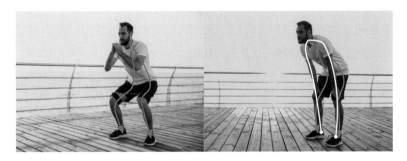

그림 24 **그냥 숙였을 때와 무릎을 짚었을 때의 차이**
무릎을 짚게 되면 상체 체중의 일부분이 팔을 통해 무릎으로 전달된다. 이를 통해 허리뼈에 가해지는 무게를 감소시킬 수 있다.

5) 몸에서 멀어지면 무게가 더 많이 실린다 : 시소의 원리 1

작업을 하는 도중, 무거운 물건을 드는 과정에서 허리를 다치는 경우가 많다. 앞에서 허리에 걸리는 부하를 줄이는 데 무게의 분산이 중요하다고 말한 것처럼, 허리 부담을 줄이는 간단한 하나의 방법은 물건을 들 때는 최대한 몸에 붙이는 것이다.

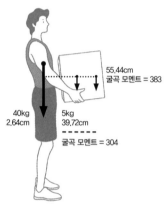

55.44cm
굴곡 모멘트 = 383

40kg
2.64cm

5kg
39.72cm

굴곡 모멘트 = 304

그림 25 **몸과 물체와의 거리에 따른 굴곡 모멘트**
물체가 몸에서 15cm 멀어졌는데 모멘트는 26% 증가했다.

 모멘트(moment)란?

모멘트는 역학 용어로서 어떤 힘이 물체에 작용 시 그 물체를 회전시키거나 돌리거나 비트는 효과를 발휘하는 경우를 지칭한다. 이 때, 모멘트는 작용하는 힘과 그 힘이 작용하는 수직거리의 곱으로 정의된다. 일반적으로 'M'이라는 약어로 표현되며 벡터량에 해당한다.

그림 25에서 알 수 있듯이 같은 무게의 물체를 동일한 방법으로 들었다 하더라도, 허리뼈에 가해지는 부하는 완전히 달라진다.

원칙은 지레의 원리라고 하는 게 맞지만, 좀 더 쉽게 표현하기 위해 '시소의 원리'라 이름 붙였다. 시소 타는 걸 생각해보면 끝자리에 앉을수록 건너편에 앉은 사람에게 더 무겁게 느껴지고, 가운데로 갈수록 더 가볍게 느껴지게 된다. 이처럼 물건을 들 때 허리 디스크에 작용하는 부하도 척추의 중심에서 멀어질수록 더 커지게 된다. 원래 생체역학에서는 이를 세 가지 형태의 지렛대 모델로 설명하는데, 직관적으로 쉽게 떠올릴 수 있도록 지렛대의 한 종류인 시소에 비유했다.

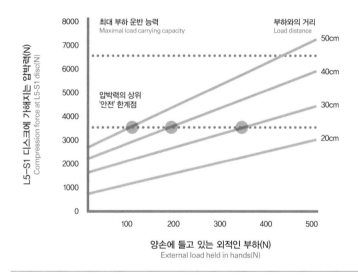

그림 26 **물체와 몸까지의 거리와 디스크의 압력과의 상관관계**[1]
최대 부하 운반 능력이란 디스크의 구조적인 파열이 생기기 시작하는 압박력이고, 안전 한계점은 미국국립산업안전보건연구원(NIOSH)이 제시한 디스크 손상을 예방하기 위한 압박력의 한계 지점을 말한다.

그림 26에서 알 수 있듯, 동일한 무게의 물체를 들었을 때 몸에서 떨어

진 거리가 10cm만 줄어들더라도 훨씬 더 압박력이 감소하는 게 보인다. 몸의 중심에서 50cm 떨어졌을 때 100N 이상의 힘을 주면 안전한계점을 초과하게 되지만, 30cm 떨어지면 약 325N까지의 힘을 안전하게 쓸 수 있다. 다른 말로, 같은 무게의 물체로 일하더라도 몸에서 더 멀리 떨어질수록 더 많은 힘을 써서, 다치기 쉽다는 의미이다. 무거운 무게를 들어서 옮기더라도 몸에 최대한 가깝게 하면 부상을 예방할 수 있다고 해석 가능하다.

6) 균형을 맞추면 허리에 좋다 : 시소의 원리 2

시소의 양쪽에 같은 무게의 사람이 앉으면 균형을 이루어 한쪽으로 기울어지지 않는다. 무거운 물건을 옮길 때도 한쪽으로만 힘을 주는 것보다 좌우나 앞뒤의 균형을 맞추면, 허리 부담을 줄이는 데 도움이 된다.

시장이나 마트에서 장을 본 후 장바구니를 가득 채워서 들곤한다. 그때 장바구니 한 개만 드는 것보다 양쪽에 두 개를 들었을 때 훨씬 자연스럽게 걸었던 기억이 있을 것이다. 이와 같이 물건을 옮길 때도 균형을 맞춤으로써 외측 굴곡을 줄일 수 있다.

🔆 MRI 관련해서 알아두어야 할 내용

#1 MRI의 한계?

허리통증이 있다고 모든 경우에 꼭 MRI를 촬영해야 하는 것은 아니다. 많은 연구에서 증상 대부분은 보존적인 치료만 하더라도 6~12주 사이에 좋아진다고 밝혔다. 건강하고 질병이 없는 경우에도 MRI 상에서 추간판 탈출증이 보이는데[2] , 이런 점에서 증상과 일치하지 않는 영상의 이상 소견은 위양성(false positive, 거짓양성)으로 간주해야 한다.

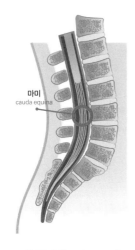

마미
cauda equina

그림 27 마미(cauda equina)
마미가 탈출된 추간판에 의해 기계적으로 압박되면 마미증후군이 생길 수 있다. 여러 신경이 동시에 눌리므로 다양하고 특징적인 임상 양상을 보인다.

임상적으로 신경학적인 증상과 영상학적 진단이 일치하지 않는 경우도 많다. 또한, MRI에서 보이는 변화와 증상의 개선도 연관성이 떨어지기 때문에[3], MRI만을 절대적으로 신뢰할 순 없다.

#2 MRI를 꼭 찍어야 하는 경우는?

하지만 임상적으로 MRI를 꼭 촬영해야 하는 여러 경우가 있는데, 마미증후군(cauda equina syndrome)이 한 예다. 마미는 제허리뼈 아래의 신경근 다발인데, 이 신경근들이 동시에 마비되면 마미증후군이라고 한다. 양측 하지로의 통증, 마비, 방광 기능 조절의 이상, 회음부와 항문 주변의 감각 마비(saddle anesthesia)가 생기게 되는데 응급 수술을 하지 않으면 그런 장애가 영구적으로 혹은 장기간 지속되게 된다. 응급 수술을 하더라도 운동 기능은 6주, 감각은 6개월 정도의 시간이 지나야 어느 정도 회복된다. 그러므로, 증상이 마미증후군과 유사할 경우 응급으로 MRI를 반드시 찍어봐야 한다.

#3 MRI에 디스크성 질환이 나타나지 않는 경우는?

척추뼈몸통의 압박은 서 있거나, 허리를 숙이면 더 심해진다. MRI 촬영은 누워서 하므로 축성 압박(axial loading, 수직 부하)이 가해지지 않는다. 따라서, 추간판이나 주변 구조물의 변형이 서 있을 때와 달라진다. 심하지 않은 추간판 탈출증의 경우 MRI에서 잘 관찰되지 않을 수 있으므로 MRI에서 이상이 없더라도 디스크성 질환을 배제할 수 없다.

#4 MRI를 권고하는 경우는?

미국 임상 시스템 개선 연구소(Institute for Clinical Systems Improvement; ICSI)의 방사통을 동반한 급성 요통 환자치료 가이드라인에서는 다음 중의 하나 이상에 해당할 때 영상학적 검사(MRI 등)를 해야 한다고 권고한다.

바. 방사통은 왜 나타나는가?

방사통(radiating pain)은 통증이 몸의 한 부분에서 다른 부분으로 이동하는 통증을 말한다. 예를 들면 추간판 탈출증으로 허리 척수신경이 자극을 받아 다리로 통증이 내려가게 되는 경우가 있다.

방사통이 나타나는 이유는 신경계의 구조와 관련이 있다. 통증 신호는 말초의 수용체로부터 말초신경을 거쳐 척수를 지나 뇌간을 거쳐 대뇌로

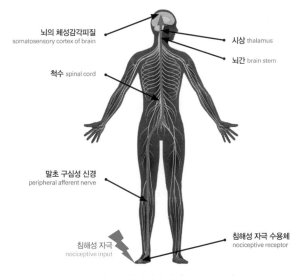

그림 28 **통증의 전달 경로(pain pathway)**

전달되게 된다.

뇌의 입장에서는 통증을 담당하는 감각신경을 통해 자극이 들어오면 그 신경이 담당하는 부분에 통증이 있다고 생각한다. 자극의 출발지점이 어디인지는 전혀 알아낼 수 없다.

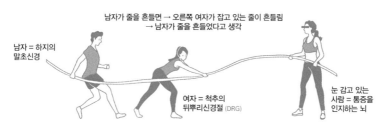

그림 29 방사통이 생기는 과정

그림 29로 방사통을 이해할 수 있다. 그림에는 세명의 사람이 있다. 눈을 가린 오른쪽 여자는 밧줄을 잡고 있고, 밧줄의 반대편에는 남자가 줄을 잡고 있다. 여자는 반대쪽에 남자가 줄을 잡고 있다는 사실을 알고 있기에 당연히 여자의 반대편에서 줄이 흔들리면 남자가 줄을 흔들었다고 생각한다. 하지만, 눈을 가린 여자가 모르는 다른 여자가 그림처럼 갑자기 줄의 중간 부분을 잡고 흔들면, 여자는 당연히 남자가 흔든 것으로 생각하고, 가운데 여자의 존재에 대해서는 전혀 인지하지 못한다. 결국 오른쪽 여자는 가운데 여자가 흔든 줄을 왼쪽 남자가 흔들었다고 인지한다.

이것을 신경계에 적용하면 남자는 다리, 밧줄은 신경, 밧줄이 흔들리는 건 통증 신호에 해당한다. 흔들린다는 것을 인지하는 것은 뇌의 기능이다. 지나가던 여자가 흔든 밧줄의 중간 지점은 척추 신경의 뒤뿌리신경절 근방이다. 불행하게도 뇌는 밧줄이 중간에서 흔들릴 수 있다는 것에 대해 전혀 모르고 있다. 따라서, 뒤뿌리신경절이 자극되어 통증의 신호가 생기더라도 사람은 해당하는 분절이 아프다고 느낀다. 예를 들어 허리 5번 뒤 뿌리신경절이 자극되면 발등이나 종아리 바깥쪽이 저리거나 아픈 경우와 같다.

이런 경우에 통증이 있는 발등이나 종아리 바깥쪽 부분 자체의 병변이 있는 것이 아니므로 아픈 부위를 눌러보더라도 별다른 압통(tenderness)이 없고, 그 부위에 여러 가지 치료를 해도 효과가 없다.

허리에서 신경이 자극되더라도 허리통증은 없으면서 방사통만 있는 경우도 많다. 추간판 탈출증에 의한 방사통이 의심되어 허리에 주사치료를 해야 한다고 하면, '나는 허리가 하나도 안 아픈데 왜 허리에 주사를 맞아야 하냐? 돌팔이 아니냐?'라고 하는 환자가 참 많다. 방사통의 원리에 대한 이해가 부족하기 때문이다. 충분히 설명을 한 뒤에 동의하면 허리에 치료하지만, 반복적으로 설명해도 이해를 못 하는 경우도 많기 때문에 난처한 적이 있다.

하지만, 허리 원인에 의한 방사통이나 힘 빠짐이 오래된 경우에는 이차적으로 해당 분절의 근골격계 질환이 생기기도 한다. 허리 치료 후에도 완화되지 않는 통증이 있는 경우에는 아프다고 느끼는 해당 말초 부위에 치료해보기도 하고, 그 이후에 간혹 증상이 좋아지는 일도 있다.

허리 디스크와 관련하여 다리로 내려가는 신경은 허리 3, 4, 5번이다. 어떤 신경이 영향을 받는지에 따라서 하지 방사통의 양상은 아래의 그림과 같이 달라진다.

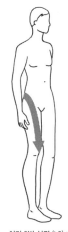 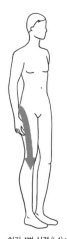 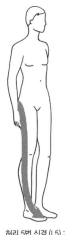 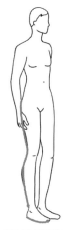

허리 3번 신경 (L3) :	허리 4번 신경 (L4) :	허리 5번 신경 (L5) :	엉치 1번 신경 (S1) :
허벅지 앞쪽	허벅지 전측방, 무릎	종아리/무릎 바깥쪽, 발등	오금, 발바닥, 허벅지 뒤쪽

공통 : 엉치(엉덩이 주변)

그림 30 허리 방사통의 양상 절대적인 것은 아니라 개인의 차이에 따라 달라질 수 있다.
임상적으로는 허리 5번 신경의 경로로 통증을 호소하시는 분이 가장 많아 보인다.

허리 3번 신경 : 허벅지 앞쪽

허리 4번 신경 : 허벅지 전측방, 무릎

허리 5번 신경 : 종아리/무릎 바깥쪽, 발등

엉치 1번 신경 : 오금, 발바닥, 허벅지 뒤쪽

공통(엉덩이) 주변

허리 원인에 의해 다리로 가는 방사통에 대해 예전에는 원인을 잘 몰랐기 때문에 좌골신경이 자극되어 통증이 나타난다고 좌골신경통(sciatica)이라는 용어를 사용했다. 즉, 좌골신경통이라는 말은 정확한 의학적 '진단명'이 아니라 '증상'을 일컫는다고 볼 수 있다. 의학적으로는 디스크 원인에 의한 방사통, 척추관 협착증에 의한 방사통이 가장 흔하므로, '추간판 탈출에 의한 하지 방사통', '척추관 협착증에 의한 하지 방사통'이라는 말이 정확한 용어다.

사. 추간판 탈출증의 위험요인

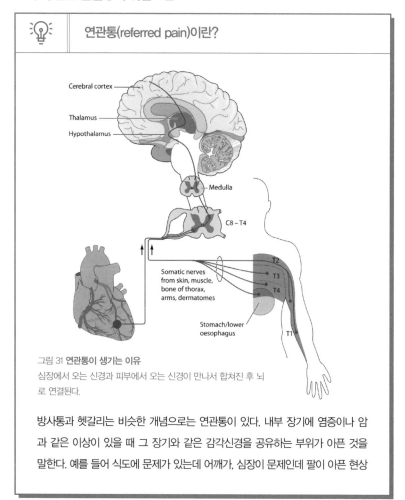

💡 **연관통(referred pain)이란?**

그림 31 **연관통이 생기는 이유**
심장에서 오는 신경과 피부에서 오는 신경이 만나서 합쳐진 후 뇌로 연결된다.

방사통과 헷갈리는 비슷한 개념으로는 연관통이 있다. 내부 장기에 염증이나 암과 같은 이상이 있을 때 그 장기와 같은 감각신경을 공유하는 부위가 아픈 것을 말한다. 예를 들어 식도에 문제가 있는데 어깨가, 심장이 문제인데 팔이 아픈 현상을 말한다.

우리 몸의 내부 장기는 피부와는 달리 일반적인 감각신경이 아니라 교감신경을 통해 감각이 전달된다. 그런데 이 교감신경은 예민도가 떨어져 내부 장기에 이상이 있으면 둔한 통증이 나타나고 정확한 위치를 알기 힘들다. 내부 장기의 교감신경과 해당하는 분절의 피부 감각신경이 뇌로 가기 전에 중간에서 만나기 때문에, 뇌의 입장에서는 어깨의 통증인지 심장의 통증인지 구별할 수 없게 된다.

연구결과로 밝혀진 추간판 탈출증을 유발하는 위험요인이 몇 가지 있다. 한 연구[4]는 비만, 허리통증의 과거력, 오래 서 있거나 앞으로 굽히는 동작을 오래 할 경우가 위험요인이라고 분석하였고, 또 다른 연구[5]는 흡연, 격렬한 활동(운동), 유전적인 요인이 관련 있다고 했다.

유전적인 요인은 주로 콜라젠과 같은 디스크 내부의 구성 물질과 관련이 있는데 그 성분과 배열에 유전적인 차이가 적용하기 때문으로 생각한다. 똑같이 일하더라도 허리가 끄떡없는 분이 있고, 쉽게 잘 다치는 경우가 있는 것은 유전적 요인 때문일 것이다. 만약 우리 가족이 다른 가족에 비교해 허리를 쉽게 다치는 것 같으면, 디스크 구성 물질이 선천적으로 약할 가능성을 생각해야 한다. 안타깝게도 유전적으로 약한 허리를 가진 사람들은 건강한 허리를 갖기 위해 더 큰 노력을 기울여야 한다.

2006년에 시행한 한 연구[6]는 전신질환과 추간판 탈출증의 연관성에 대해 분석하였는데, 당뇨, 혈압, 고지혈증, 60세 이전의 심근경색 등이 관련 있는 것으로 나타났다. 즉, 만성질환을 관리하는 것은 허리 건강, 그 중에서도 추간판의 건강에도 영향을 미친다는 말이다.

☑ 나의 허리통증은 디스크성 통증일까?

디스크성 통증의 특징

책을 읽는 사람들 대다수가 나의 허리통증이 디스크성 통증인지 궁금하리라 생각한다. 아래에
나와 있는 증상들은 디스크성 통증에서 흔히 볼 수 있는 것으로 자신의 증상과 비교해 보길 바란다.
비록 통계학적으로 검증된 내용은 아니지만, 외래 진료 시 환자가 위의 여러 증상을 보이면
디스크성 통증을 강력히 의심하고 있다.

디스크성 통증의 양상

1) 아침에 심한 통증(자고 일어났을 때 심한 통증) ☐

2) 허리를 숙일 때 통증이 악화될 경우

    가) 양말을 신을 때 ☐

    나) 세면대에서 세수할 때 ☐

    다) 머리를 숙여서 샤워기로 머리를 감을 때 ☐

    라) 바지 입을 때 ☐

3) 복압이 올라갈 때 통증이 악화될 경우

    가) 변기에 앉아서 변을 보기 위해 배에 힘을 줄 때 ☐

    나) 기침하거나 재채기할 때 ☐

4) 의자에 앉았다가 일어날 때 통증이 악화하거나, 침대에 누웠다가 일어날 때
통증이 심해지는 경우 ☐

5) 통증 발생 후 특별히 무리하지 않았는데도 잘 낫지 않고 2~3주 이상 지속하는 경우 ☐

6) 무거운 물건을 들다가 '뚝'하는 느낌이 들고 나서 아픈 경우 ☐

7) 허리를 숙여서 온종일 일하거나 바닥에 앉아서 장시간 일한 후 통증이 발생하는 경우
(그날이나, 자고 일어난 그 다음 날) ☐

8) 허리를 굽힌 후에 펴기가 힘든 경우(바로 안 펴진다.) ☐

9) 허리 가운데가 아프다가 엉치 쪽으로 통증이 내려가는 느낌이 생김, 더 심해지는 경우
다리까지 불편감이 발생하는 경우 ☐

---

* 다리 불편감은 비 특이적으로, 당기는 느낌, 저리는 느낌, 시리는 느낌, 먹먹한 느낌, 쑤시는 느낌,
팍팍한 느낌이 들 수 있다.

* 서서 걸어 다니는 것은 이상이 없는 경우에도 디스크성 통증인 경우가 있다.

급성 통증 완화를 위한 방법

급성 허리통증이 생긴 경우에도 일을 그만두거나 할 수 없는 사람들이 대다수이다. 이번에는 허리통증이 생긴 경우에 병원에 가지 않고 혼자서 할 수 있는 관리 방법을 말하고자 한다.

가. 절대안정

당연한 말이지만, 급성 통증 완화에는 절대안정이 최우선이다. 어떤 환자는 급성 통증으로 도수치료를 받았는데 더 아프다고 내원하곤 한다. 일부 병·의원에서 수익을 위해 급성 허리통증, 특히 디스크성 환자에게 초진부터 도수치료를 하고 있으나, 의학적으로는 근거가 부족한 치료방법이다. 특히 도수치료 시에 추력(thrust)을 사용해서 한다면 오히려 시행 후에 통증이 악화할 수 있다.

만약 급성 통증의 시기에 도수치료를 한다면 약간의 근육 마사지 후에, 맥킨지 신전 운동 및 허리뼈 전만을 유지하는 법을 알려주는 정도로만 하는 것이 낫다.

진료 중에 환자에게 '절대안정 하라'고 말씀드리면 '계속 누워서 지내야 하나?'라고 생각하는 경우가 많다. 물론 통증이 매우 심해, 걷기가 곤란한 상황에서는 침대에서 눕거나 엎드려 안정을 취하는 것이 낫지만, '절대안정'이라는 말은 디스크의 압력을 올리는 자세를 가능한 피하라는 의미다. 이런 논리로 보면, 많이 아파서 앉아 있기 힘들 때 서 있는 것도 절대안정 하는 것도 하나의 방법이다. 쪼그려 앉아서 일했을 때 통증이 심해 등받이 있는 의자에 기대어 앉아서 통증이 완화되었다면 이것도 '절대안정'하는 방법이다. 결국, 허리에 통증을 주는 무리한 활동을 중단하고 허리통증의 원인 동작을 피하는 것이 핵심이다.

의학적으로는 급성 허리통증이 발생했을 때 침상에서 절대안정을 하는 것이 더 좋은 지, 아니면 적극적으로 활동하는 것이 나은지 논란의 여지가 있다. 과거엔 절대안정이 더 낫다는 게 중론이었지만, 최근에는 평소와 같이 활동하는 것이 오히려 더 통증 완화에 도움이 된다는 논문들도 발표된 바 있다.

2010년에 의학적으로 아주 큰 권위를 가진 코크란 리뷰(Cochrane review)에서 이에 관한 연구를 종합하여 분석했더니,[7] 결론적으로 방사통 없는 허리통증만 있는 경우에 활동하는 것이 '미세하게 조금 더' 좋을 수도 있지만, 대부분의 연구에서 비슷한 예후를 보였고, 방사통을 동반한 허리통증이 있을 때는 활동과 절대안정 사이에 별다른 임상적 차이는 없었다.

코크란 리뷰란?

코크란(Cochrane)은 영국에서 만들어진 비영리 민간단체로 근거중심의학(EBM, evidence–based medicine)을 지향하며 설립됐다. 비영리 단체로 전 세계의 수많은 의료인 및 자원봉사자와 함께 운영 중이다. 기존에 발표된 수많은 의학 연구들을 종합, 체계적으로 리뷰하여 메타분석(meta–analysis)을 수행한다.

분석 결과를 코크란 리뷰(Cochrane review)로 발표하는데, 이는 매우 체계적이며 신뢰도가 높은 것으로 알려졌다.

책에서는 코크란 리뷰의 연구결과를 많이 차용했다.

나. 맥킨지 신전 운동

허리통증을 위한 운동법에는 여러 가지가 있으나, 급성기에는 오히려 통증을 악화시키는 방법이 많다. 급성기에 통증을 빨리 완화하기 위한 운동으로 가장 유명한 것이 '맥킨지 신전 운동'이다. 맥킨지 신전 운동은 엎드려서, 앉아서, 서서도 할 수 있는 운동이다.

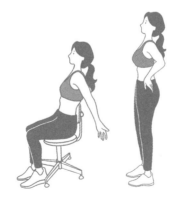

그림 32 앉아서 하는 맥킨지 운동과 서서 하는 맥킨지 운동

맥킨지 신전 운동은 서서 하든지, 앉아서 하든지 상관없이 핵심은 허리뼈 부분에 손을 짚은 후 상체를 등 쪽으로 젖혀주는 것이다. 그로 인해 허리뼈의 전만 상태가 만들어진다. 손이 시소의 받침점 역할을 한다. 손을 짚을 때는 허리뼈 3-4-5번, 그 중에서 4-5번 주변이 가장 전만을 잘 이루도록 하는 것이 중요하고, 손이 너무 상체 쪽으로 올라가지 않게 한다. 골반의 엉덩이 근육 위에 단단한 뼈가 만져지는데 그것이 엉덩뼈 능선(iliac crest)으로, 엉덩뼈 능선을 이은 선이 허리뼈 4번 뼈 주변에 해당하므로, 그 정도 위치에 손꿈치를 갖다 댄 후 손가락은 다리 쪽으로 향하면 된다.

손이 적절히 받쳐준 채로 상체를 천천히 뒤로 젖혀주면 된다. 뒤로 젖히는 범위는 통증이 오지 않는 내에서 시행하는 것이 좋다. 너무 급하게 젖히지 않는 것이 중요하다. 허리 주변 근육은 과도하게 긴장되지 않게 약간 이완해야 한다.

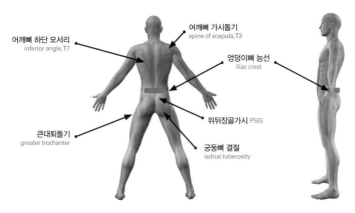

그림 33 **엉덩뼈 능선(iliac crest)**
앉거나 서서 맥킨지 신전 운동을 할 때는 엉덩뼈 능선 주위를 지지한 채로 해야 한다.
(출처: Freepick.com)

맥킨지 신전 운동 중에서는 엎드려서 하는 방법이 가장 안정적으로, 운동 중간에 척추에 무리가 갈 가능성이 적으며, 단계별로 할 수 있다는 장점이 있다. 따라서 많은 환자들에게 엎드려서 하는 운동을 주로 권하고 있다. 순서는 다음과 같다.

먼저, 엎드린 자세에서 2~3분간 호흡하면서 긴장을 완화한다.

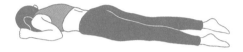

그림 34 1단계 맥킨지 운동

이후에 양손으로 주먹을 쥔 후 겹쳐서 턱 밑에 받친다. 머리와 목 부분이 살짝 올라가게 된다. 이 상태로 2~3분간 유지한다.

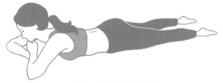

그림 35 2단계 맥킨지 운동

해당 단계에서 통증이 심하지 않다면 다음 단계로 넘어가도 좋다.

다음 단계는 팔꿈치를 바닥에 대고 골반과 허리의 힘을 뺀 후 팔의 힘으로만 상체를 들어 올리면 된다. 이때 주의할 것은 골반까지 같이 올라가면 안 된다는 것이다. 해당 자세를 쉽게 '엎드려서 휴대전화 보는 자세'로 설명하는데, 그러면 환자분들이 쉽게 이해했다.

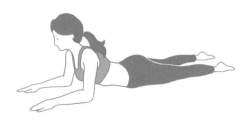

그림 36 2단계 맥킨지 운동

대개 급성 통증이 있는 경우에 3단계까지는 무리 없이 할 수 있다. 이 상태에서 통증이 전혀 없다면 4단계를 진행해도 된다. 천천히 굽히고 있던 팔꿈치를 펴면서 상체를 들어 올린다. 통증이 온다면 무리하게 하지 말고 즉각 중단하며, 다만 뻐근한 느낌이 아주 약간 나타나는 정도라면 4단계를 유지할 수 있다.

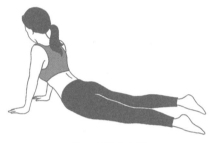

그림 37 **4단계 맥킨지 운동**

1~2분 정도 버틴 후 1단계로 돌아가서 휴식을 취한다.

맥킨지 운동을 할 때는 골반이 올라가지 않도록 주의하며, 허리 세움근이 수축하여 상체를 들어 올리지 않도록 주의한다. 될 수 있으면 허리 근육의 긴장이나 수축은 최소화한 상태에서 팔의 힘만으로 상체를 들어 올린다. 가장 중요한 건 '허리의 힘을 빼는 것'이다.

맥킨지 신전운동은 허리통증이 발생했을 때 통증의 즉각적인 완화에도 도움이 되고, 급성기가 지났을 때도 꾸준히 해준다면 디스크성 통증의 예방에도 일부 효과가 있다. 장기간 한다면 협착증의 진행을 늦추고 등이 굽는 현상을 완화하는 데에도 좋은 영향을 끼칠 것으로 보인다.

하지만, 맥킨지 접근에 관해 근거중심의학으로 접근해 보면 최근 10년간의 연구 대부분에서 급성 허리통증에는 효과가 불분명하고, 아급성이나 만성에서는 효과가 약간 있다는 결론을 나타냈다. 다른 연구에서 방향선호(directional preference)가 있는 경우에는 맥킨지 운동에 효과가 있고, 방향선호가 없는 경우는 그렇지 않다고 한 것으로 보아, 급성 허리통증에서 맥킨지 운동의 효과가 애매하다고 나온 연구는 대상 환자집단에 방향선호가 있는 환자, 없는 환자가 다 포함되었기 때문으로 미루어 짐작하고 있다.

그러므로, 방향선호가 있는 경우에만 맥킨지 신전 운동을 한다면 급성기에도 더 일관된 좋은 결과를 얻을 수 있을 것으로 추정할 수 있다. 이를 좀 더 설명하자면 다음과 같다.

"아급성, 만성기에는 맥킨지 신전 운동을 하고,
급성기에는 맥킨지 신전 운동 후에 증상이 좋아지면 계속하라."

급성기에는 효과가 다양하게 나타날 수 있으므로, 맥킨지 신전 운동을 하고 나서 오히려 증상이 악화한다면 즉시 중단 후 절대안정만 하는 것이 낫다.

맥킨지 운동의 금기로는 수술을 여러 번 받은 만성 요통 환자, 심한 골성 변화로 인해 척추사이구멍이 좁은 경우, 심한 척추관 협착증, 극외측 탈출증(far lateral herniation) 등이 있으므로 주의해야한다.

맥킨지 접근에 관한 심화 내용

로빈 맥킨지(Robin Mckenzie, 1931~2013)는 뉴질랜드의 물리치료사로 방사통이 있는 목이나 허리통증의 치료에 새로운 패러다임을 제시했다. 맥킨지가 개발한 맥킨지 접근법(Mckenzie approach, or Mechanical Diagnosis and Treatment; MDT)이 허리통증의 치료에 있어서 유명하다.

1950년대의 허리통증의 운동치료는 주로 허리 뒤쪽의 신경관을 넓혀주는 굴곡(flexion) 운동밖에 없었다. 어느 날 한 환자의 치료를 위해 환자를 물리치료실에 준비시켰는데, 급한 일이 있어 잠깐 나갔다가 온 사이 환자가 아래 그림과 같은 모습으로 대기하고 있었다.

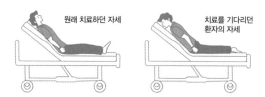

당시에는 굴곡 운동이 유일한 치료법이었기 때문에 깜짝 놀라서 괜찮은 지 확인해보니, 오히려 환자의 다리 방사통이 없어지고 허리통증이 감소했다. 맥킨지는 이 현상을 유심히 관찰한 후 이론을 발전시켜 1980년대에 MDT를 정립했다.

맥킨지 접근을 이해하기 위해서는 중심화(centralization) 및 말초화(peripheralization)라는 개념을 알고 있어야 한다.

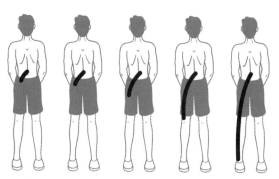

그림 38 **허리통증에 의한 방사통이 나타나는 양상**
증상이 그림의 왼쪽에서 오른쪽으로 변하는 것을 말초화(peripheralization), 반대로 되는 것을 중심화(centralization)라고 한다.

중심화는 위의 그림에서 오른쪽에서 왼쪽으로 진행되는 양상을 말한다. 통증이나 저림이 말초까지 있다가 점차 근위부(proximal)로 줄어드는 것을 의미한다. 말초화는 반대로 중심성 통증이나 저림이 말초까지 확장되는 현상이다.

일반적으로 맥킨지 접근에서는 중심화가 발생하면 질병의 경과가 좋을 것으로 생각하고, 말초화는 증상이 악화한 것을 의미한다. 맥킨지 접근법에서는 특정한 움직임을 했을 때 중심화가 나타난다면 그 움직임은 치료적으로 도움이 된다고 생각한다. 말초화가 생기면 반대 방향의 움직임이 중심화를 유발할 것으로 가정하며, 따라서 증상의 호전을 보이는 특정한 방향의 움직임이 개인마다 정해져 있고 이를 방향선호(directional preference)라고 한다.

예를 들어, 디스크 뒤쪽 부분 질환이 있을 때 허리뼈를 신전하면 중심화가 되는 경우가 많고, 그럴 때 신전 동작을 방향선호라고 할 수 있다. 반대로 디스크 앞쪽에 통증의 원인이 있는 경우 굴곡 동작이 방향선호에 해당한다. 디스크성 허리통증의 상당수는 신전 동작을 하면 중심화가 나타나는데(증상이 완화되는데), 그래서 맥킨지 접근법 중에 신전운동이 가장 널리 알려지게 됐다.

맥킨지 접근법에서는 방향선호가 없는 경우나 반복적인 치료에도 중심화 현상이 나타나지 않으면 보존적인 치료에 대한 예후가 좋지 않으리라 본다. 또, 방향선호가 나타나는 경우를 부정렬 증후군으로 생각하는데, 움직임의 끝부분에서만 통증이 유발되고 방사통이 지속적이지 않으면 신경근 유착(Adherent Nerve Root; ANR)이 있다고 추정한다. 즉, 앉아 있는 상태에서 허리를 반복적으로 굴곡시킬 때 증상이 악화하면 부정렬, 서 있는 상태(신경을 가장 늘린 상태)에서 허리를 숙일 때 처음에는 통증이 나타나지 않다가 거의 한계 지점까지 내려가면 통증이 심해지는 경우는 유착에 의한 것으로 추정할 수 있다.

다. 잘 때 아프다면

급성 허리통증이 발생하면 많은 환자들은 자려고 누웠을 때 허리통증이 심해서 자기가 힘들다고 한다. 자는 동안 허리통증이 심해지는 이유는 대개 바로 누웠을 때 척추가 일자로 펴지면서 허리뼈 전만이 풀려 디스크 압력이 증가하는 데 기인하며, 자는 동안 몸을 뒤척이면서 허리뼈의 회전 변형도 생기기 때문이다. 따라서, 잘 때 허리통증이 있다면, 어떤 자세로 자는 게 나을지 설명하고자 한다.

1) 엎드려서 자기

도저히 잠을 잘 수가 없다면 일단 천장을 보고 눕는 것보다는 엎드리는 것이 통증 완화에 도움이 될 수 있다. 엎드리는 것이 허리뼈의 전만에 유리하고, 엎드린 상태에서는 좌우로 뒤척이는 것이 힘들어 잘 하지 않기 때문이다. 다만 주의할 것은 엎드린 채 목을 옆으로 돌린 상태로 자게 되면 목의 통증이 생길 수 있다는 것이다. 또한, 엎드려 잘 때 가슴에 베개를 받칠 수 있는데, 베개의 높이가 과도하게 높으면 허리뼈의 과신전으로 인한 과전만이 발생하여 오히려 통증이 심해질 수 있다. 오히려 그럴 때는 엎드려 자더라도 배 쪽에 수건이나 얇은 이불을 깔아서 신전의 정도를 줄여야 한다.

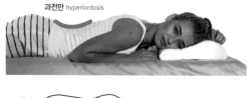

그림 39 베개를 깔고 엎드려 자면 허리뼈의 과전만(과신전)이 일어난다.

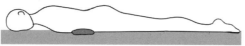

그림 40 과전만의 예방을 위해 수건을 배에 받칠 수 있다.

2) 허리에 수건 깔기

엎드린 상태로 자는 것이 불편해 바로 누워서 잘 때에는 허리에 수건을 얇게 깔고 자는 것이 도움이 된다. 단 앞의 경우와 마찬가지로 수건의 높이에 따라서 과전만이 되거나 하여 통증이 심해질 수 있음을 명심해야 한다.

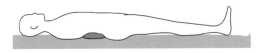

그림 41 허리에 수건을 받치고 있는 사진

3) 엎드리는 것이 부담스럽다면

엎드려서 자는 데 부담을 느낀다면 반만 엎드린 자세로 잠을 자는 방법도 있다. 정형의학(A System of Orthopaedic Medicine ; ASOM)책에서는 그림 42처럼 자는 방법을 설명하고 있다. 먼저 왼쪽은 옆으로 자는 사람을 위한 자세로, 무릎 사이에 베개를 넣는 것이다. 이때 주의할 것은 베개를 넣어 올라와 있는 다리가 내전(adduction)되지 않도록 해야 한다는 사실이다. 가운데 그림처럼 반 정도 엎드린 자세로 한쪽 다리는 펴고, 다른 쪽 다리는 굽혀자는 것을 추천한다. 이때 약간 굽힌 다리 아래에 쿠션을 넣어주는 것도 도움이 된다. 부득이하게 위를 보고 잘 수밖에 없는 경우는 오른쪽 그림처럼, 허리와 무릎 아래에 수건을 받치고 자면 좋다.

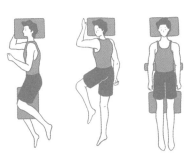

그림 42 올바른 수면 자세

4) 잘 때 뒤척이는 경우

환자 중에는 자는 도중에 돌아누울 때 통증이 생긴다는 사례가 많다. 이들이 통증이 생기는 이유는 외측 굴곡의 방향이 바뀌는 것도 있겠지만, 상체와 하체의 회전이 일치하지 않아서 생기는 회전변형 때문이라고 생각한다. 물론 잠결에 정확한 자세를 취하는 것은 힘들지만 이런 통증을 줄이기 위해서는 통나무를 굴리듯 상체와 하체가 같이 돌아가야 한다. 몸을 돌릴 때는 가능하면 무릎을 굽히지 말고 편 상태로 해야 조금 더 수월하다.

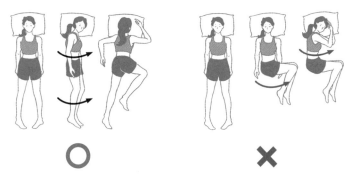

그림 43 **침대에서 몸을 돌릴 때**
침대에서 몸을 돌릴 때는 위의 그림처럼 상체와 하체가 통나무를 굴릴 때처럼 함께 돌아가야 한다. 아래 그림처럼 하체를 먼저 돌리면 회전변형 때문에 디스크의 압력이 올라간다.

5) 침대의 매트리스를 확인

침대에서 자는 게 불편하다면 먼저 매트리스의 상태를 확인해야 한다. 허리통증 대부분이 매트리스가 꺼져있는 상태(sagging mattresses)에서 잘 생긴다고 한다. 허리뼈가 후만되기 쉽기 때문이다. 매트리스의 지지력이 약하면 해먹에 누워 있을 때처럼 척추가 둥그런 모양을 갖게 되고, 잠깐은 편할 수 있겠지만 지속해서 누워 있으면 디스크성 통증이 생길 수 있다.

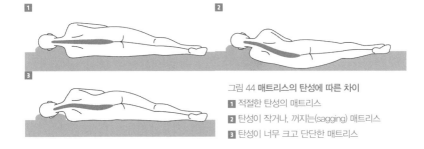

그림 44 **매트리스의 탄성에 따른 차이**
1 적절한 탄성의 매트리스
2 탄성이 작거나, 꺼지는(sagging) 매트리스
3 탄성이 너무 크고 단단한 매트리스

　매트리스는 어느 정도는 단단해야 허리를 잘 받쳐줄 수 있으므로 너무 푹신한 것은 좋지 않다. 하지만 위의 그림에서 알 수 있듯 매트리스가 너무 단단해도 척추의 정렬에 안 좋은 영향을 준기 때문에 매트리스 자체는 단단한 것을 쓰되, 부드럽고 얇은 토퍼(topper)를 매트리스 위에 추가로 올려서 사용하는 것이 합리적이다.

라. 허리보호대

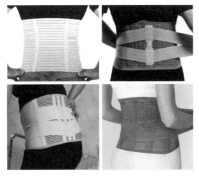

그림 45 **다양한 종류의 허리보호대**
허리뼈 중립을 유지해줄 수 있는 단단한 지지대가 있는 것이 좋다.

　앞에서 말한 것처럼 자연복대가 있으면 좋지만, 통증이 생긴 지 얼마 안 되었을 때는 허리보호대(복대)를 착용하는 것이 좋다. 허리보호대는 자연복대가 하는 역할을 도와줄 수 있다. 허리뼈를 안정시켜 염증이 있는 디스크 및 신경을 진정시키고, 불필요한 자극을 줄여준다.

다만, 급성기가 지나면 허리보호대를 안 하는 것이 좋은데 자연복대 관련 내용에서 살펴본 것처럼, 복대를 오래 찬 경우 오히려 코어 근육이 약해지기 진다. 실제로 수십 년간 허리통증을 참으면서 복대를 차고 일하고 생활하셨던 고령 환자의 척추 세움근을 주사치료 하기위해 초음파로 볼 때 근육의 위축이 심할 때가 많다.

최근 허리통증과 관련된 원인으로 폐경 이후의 여성에게 잘 생기는 골다공증과 더불어 근감소증에 관한 연구들이 활발하다. 안 그래도 근감소증이 있는데 허리보호대에 의해 근육의 약화가 더 심해지면 돌이킬 수 없는 결과가 될 수 있으니, 지나치게 허리보호대에 의존하면 보호대 없이는 일상생활 자체가 불가능할 수 있으니 주의해야 한다.

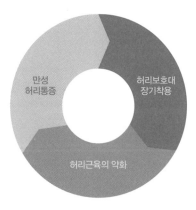

그림 46 장기간의 허리보호대 착용으로 인한 악순환

일단 근육이 위축되어 지방변성이나 섬유화가 되면 원래의 튼튼한 상태로 돌아가기는 불가능에 가까우며, 약해진 근력을 다시 정상 근력으로 올리기 위해서는 아주 큰 노력과 시간이 필요하다. 허리보호대를 착용할 때는 단기간, 그리고 허리에 무리를 주는 자세를 할 때만 제한적으로 사용하는 게 좋다.

2008년에 나온 코크란 리뷰[8]도 허리보호대가 만성 통증 환자에게는 통증 완화 및 기능 회복에 도움되지 않는다고 밝혔다. 허리보호대를 찼을 때와 차지 않았을 때 만성 허리통증의 치료에 큰 차이가 없다는 의미이다. 한 연구에서는 단순히 허리를 감싸주는 허리보호대(lumbar corset)보다는 지지대(back support)가 포함된 허리보호대가 약간 더 효과가 있다고 밝혔다.

정리하면, 급성기 통증이 매우 심할 때 제한적으로 지지대가 있는 허리보호대를 사용하고, 통증이 좋아지기 시작하면 가능한 한 빨리 보호대 착용을 중단해야 한다.

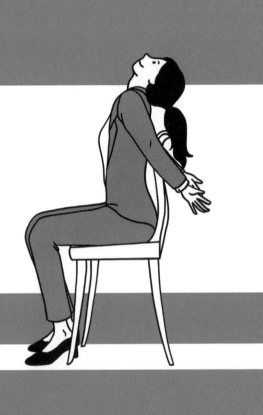

CHAPTER 2

허리 안 아프게 일하기

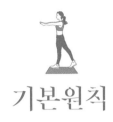

기본원칙

이제 본격적으로 허리 안 아프게 일하는 법에 대해 구체적인 내용을 설명하려 한다. 될 수 있으면 정확한 의학적 견해를 바탕으로 방법을 전달하려고 노력하겠지만, 책을 읽는 이들은 알려드린 내용을 실제로 적용할 때 아래의 내용을 숙지하길 바란다.

가. 절대적인 것은 없다

허리통증이 일어나는 이유는 책의 서두에서도 언급했지만, 매우 다양하다. 또한, 같은 질환도 여러 양상의 상태가 있을 수 있다.

책에서 가장 많이 다루고 있는 디스크성 허리통증도 디스크 내장증, 추간판 팽윤, 추간판 탈출증, 디스크의 퇴행성 변화 등의 다양한 임상적 상태가 있고, 추간판 탈출증에도 중심성, 후외방, 척추사이구멍내 탈출 등으로 수핵이 어디로 탈출하는지에 따라서 증상이 다양하게 나타난다. 또한, 디스크 질환에 전방전위증이나, 척추 분리증, 척추협착증이 동반될 수 있으며, 외상으로 인해 생긴 척추뼈몸통 압박골절에 의해 허리통증이 유발되기도 한다.

또한, 허리통증은 통증이 지속하는 기간에 따라서 4주 미만의 경우는 급성, 4주에서 12주까지는 아급성, 12주 이상의 경우는 만성이라고 한다.[9] 이런 기간에 따라 임상 양상이 달라진다.

위와 같이 매우 다양한 증례 각각에 대해 설명하면 내용이 너무 복잡하고, 어려워지므로, 가장 기본적이고 필요한 내용만을 쉽게 설명하고자 하는 이 책의 취지에 맞지 않는다. 때문에 일반적인 디스크성 통증에 적용 가능한 내용을 두루두루 전달하고자 한다.

앞으로 언급할 내용이 모든 질환 및 허리 상태에 다 옳은 방법이라고 할 수는 없다. '절대적인 좋은 방법'이라는 것은 존재하지 않으므로, 책에서 제시하는 여러 방법에 대해 시도한 후 통증 감소 및 재발 방지에 효과가 있는 방법을 취사 선택해서 받아들이면 된다.

나. 디스크 질환은 단일 모델이 아니다

보통의 환자는 '디스크성 통증 = 디스크가 터진 것'이라고 인식하는 경우가 많지만, 디스크성 질환은 단일한 한 가지의 질환이 아니고 매우 다양한 임상 경과와 양상을 포함한다.

먼저 디스크가 튀어나오는 형태로 구분을 해보자면 아래 그림에 설명된 네 가지와 디스크 이동까지 총 다섯 가지로 분류 할 수 있다.

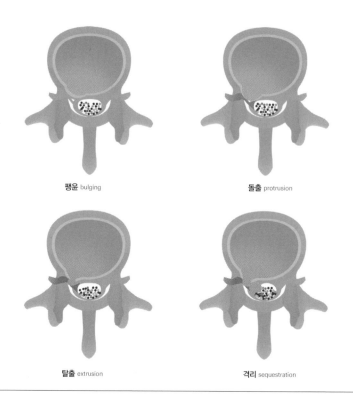

<table>
<tr><td>팽윤 bulging</td><td>돌출 protrusion</td></tr>
<tr><td>탈출 extrusion</td><td>격리 sequestration</td></tr>
</table>

그림 47 추간판 탈출의 상태

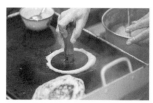

그림 48 **누르개로 호떡을 누르는 모습**

만약 누르개를 더 많이 누르게 되면 호떡 옆구리가 터지며 내용물이 밖으로 흘러 나와 호떡 바깥에 묻는 게 디스크 탈출이고, 속이 튀어 나가서 호떡과 떨어지면 격리된 디스크이다.

1) 추간판 탈출의 상태에 따른 분류

가) 디스크 팽윤(bulging soft disc)

디스크가 어느 한 방향으로 튀어나온 것이 아니라 전반적으로 약간 볼록하게 된 경우를 말한다. 병원에서 MRI 찍고 나서 '디스크 초기에 해당하시네요.'라는 말을 들을 수 있다.

디스크 팽윤을 떠올릴 때 호떡을 누르

개로 누르는 모습을 떠올리면 쉽다. 호떡 반죽을 누르면 균일하게 부풀어 오르는 걸 본적 있을 것이다. 호떡의 반죽은 섬유테, 내용물은 속질핵으로 생각하고, 디스크 팽윤 역시 그런 상태라고 생각하면 된다. 디스크 팽윤은 반죽은 유지된 채로 부풀어 오르기만 한 것을 의미한다.

나) 디스크 돌출(protruded disc)

한쪽으로 밀려 나오는 게 더 심해지면 돌출이라고 부른다. 아직 섬유테가 손상되지는 않아 속질핵의 성분이 디스크 바깥쪽으로 튀어나오지 않은 상태를 말한다.

다) 디스크 탈출(extruded disc)

돌출 상태가 지나 섬유테가 손상되면서 디스크 내부의 속질핵 성분이 바깥으로 튀어나오면 디스크 탈출이라 부른다. 이런 상태는 '디스크가 터졌다.'라고 말한다. 탈출 단계 이상부터 방사통(다리로 뻗치는 통증)이 나타날 수 있다.

돌출과 탈출을 구별하는 방법은 디스크 모양의 차이로 알 수 있다. 디스크 탈출의 경우, 기저부의 길이보다 튀어나온 길이가 더 길다.

라) 디스크 이동(disc migration)

탈출한 디스크가 약간 흘러내리게 되면 이를 디스크 이동이라고 하고, 임상적인 양상은 디스크 탈출과 거의 비슷하다.

마) 격리된(유리된) 디스크(sequestrated disc)

이동한 디스크가 디스크 자체의 조직과 완전히 분리되어 따로 떨어지게 되면 격리된 디스크라고 부른다.

단순히 디스크가 튀어나오는 정도 외에 추간판 탈출증의 위치에 따라서도 분류할 수 있다.

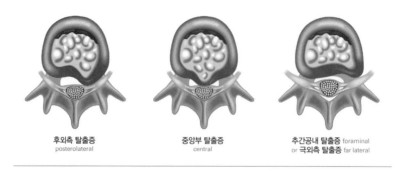

후외측 탈출증
posterolateral

중앙부 탈출증
central

추간공내 탈출증 foraminal
or 극외측 탈출증 far lateral

그림 49 추간판의 탈출 위치에 따른 분류

2) 추간판 탈출 위치에 따른 분류

가) 중앙부 탈출증(Central midline herniation)

원래 디스크의 뒤쪽에는 후종인대(Posterior Longitudinal Ligament; PLL)가 디스크를 막고 있어서 중앙으로 디스크가 탈출하는 경우는 많지 않다. 하지만 간혹 중앙부 탈출증이 생길 수 있는데, 그런 경우 방사통의 양상이 비전형적일 수 있다. 예를 들어, 3-4번 허리뼈 사이 추간판이 탈출하면 일반적으로 허리 3번 신경이나 4번 신경의 영역으로 방사통이 나타나는데 일반적인데, 중앙부 탈출증이 생기면 3, 4번보다 더 가운데에 있는 5번 신경이 자극될 수 있다.

나) 후외측 탈출증(posterolateral herniation)

가장 많은 탈출 형태로, 좌우는 비슷한 빈도를 보이며, 4-5번 허리뼈 사이 추간판 탈출증에는 제5허리 신경근이 영향을 받으며, 제5허리뼈-엉치뼈 사이 추간판 탈출에는 제1엉치 신경근이 압박된다.

다) 척추사이구멍내 탈출증(foraminal herniation)

외측 탈출증에 속한 개념으로, 전체 추간판 탈출의 10% 미만이다. 주로 고령에서 잘 발생하는 탈출증 양상이기 때문에 척추관 협착증과 동반되는 경우가 흔하다. 제4-5허리뼈에 가장 흔하며 그럴 때 제4허리 신경근이 손상을 받는다.

라) 극외측 탈출증(far lateral herniation)

같은 말로 척추사이구멍외 탈출증(extraforaminal herniation)이라고 하며 척추사이구멍의 바깥쪽에서 추간판이 튀어나오는 경우이며, 한 분절 위의 신경이 영향을 받는다.

다. 위치에 따라서 측만증은 다르게 생긴다

추간판 탈출증이 있는 사람은 자연스럽게 디스크의 압력과 신경의 자극이 줄어드는 자세를 취하게 된다. 추간판 탈출로 인해 척추가 옆으로 휘게 되면 이를 이차성 측만증이라고 부른다. 이때, 추간판 탈출의 위치에 따라 측만의 방향이 달라진다. 신경근의 바깥쪽에 탈출이 있는 경우에는 신경을 안쪽으로 이동시키기 위하여 탈출의 반대 방향(예를 들어, 왼쪽 추간판 탈출이 신경근의 바깥쪽에서 생긴 경우 오른쪽으로)으로 몸이 기울어지게 되고, 내측 탈출의 경우에는 탈출과 같은 방향으로 측만이 생긴다.

결론적으로, 추간판 탈출은 하나의 임상 양상만 있는 것이 아니라, 다양한 형태와 상태가 있다. 이는 척추의 정렬이나 측만의 방향에 따라 영향을 달리 받으므로, 한 가지 운동 치료법을 모든 사람에게 동일하게 적용하기 어렵기 때문에 개인별 맞춤 운동이 더 효과적인 것이다.

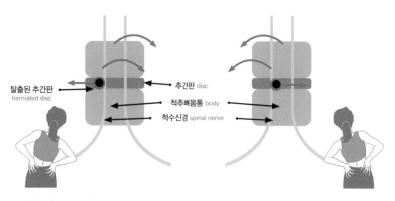

신경뿌리 외측 추간판 탈출증 lateral herniation

신경뿌리 내측 추간판 탈출증 medial herniation

탈출된 추간판
herniated disc

추간판 disc

척추뼈몸통 body

척수신경 spinal nerve

신경뿌리 바깥쪽 탈출이 생기면 반대쪽으로 몸이 기울어짐

신경뿌리 안쪽 탈출에는 같은 쪽으로 몸이 기울어짐

그림 50 추간판 탈출의 위치에 따른 측만의 차이

라. 기본적으로는 덜 아픈 자세가 허리 디스크에 좋다

앞에서 언급한 것처럼, 허리의 상태에 따라서 매우 다양한 임상 양상을 보이기 때문에 책에서 알려드리는 내용을 똑같이 따라해도 통증이 더 심해지는 경우가 있다. 이럴 때는 혼란을 느낄 수 있다. 책에서 하는 내용을 따라야 할지 아니면 통증이 있으므로 중단해야 할지 고민될 것이다. 책에서는 일반적인 디스크성 통증에 두루 적용될 수 있는 내용을 다루지만, 예외는 있을 수 있다.

만약 통증이 심해진다면, 아래의 한 상황에 해당하는 지 확인하길 바란다.

1) 허리에 좋은 동작이지만 무리하게 했을 때

- 맥킨지 신전 운동 4단계를 아픈 것을 참으며 억지로 한 경우가 있다.

맥킨지 신전 운동은 만능이 아니다. 통증이 오지 않는 단계까지만 진행해야한다.

2) 디스크성 통증이 아닌 경우

2-1) 디스크성 통증 및 다른 허리 질환이 동반되면, 디스크성 통증에는 좋은 동작이 다른 병에는 통증을 오히려 유발할 수 있다.

2-2) 혈관질환이나(정맥기능 부전), 말초신경통 등이 허리 디스크에 의한 방사통과 오인될 수 있다.

3) 책과 같은 동작이지만 바른 자세로 하지 않은 경우

4) 방향선호(directional preference)가 없는 경우

만약에 책에 있는 동작을 실시했을 때 오히려 통증이 더 악화한다면 억지로 통증을 참으며 계속하지 말고 전문의를 만나서 도움을 받길 바란다.

또한, 이 책에서 제시하는 동작보다 다른 동작이 훨씬 통증 완화에 도움이 되는 예도 있을 수 있다. 그런 경우에는 일반적인 '덜 아픈 자세가 허리 디스크의 압력을 덜 올리는 자세다.'라는 원칙을 가지고, 책의 내용과 다르더라도 덜 아픈 자세를 하는 것을 추천한다.

마. 디스크의 압력이 높아지는 상황을 피하는 것이 핵심이다

급성 디스크성 허리통증을 완화하는 방법은 한마디로 '디스크 압력을 높이지 말자!'라 볼 수 있다. 디스크의 압력을 높이는 상황은 디스크의 압력이 증가하는 상황은 수직 부하(종단압박), 허리뼈 후만, 외측 굴곡, 회전변형으로 요약 가능하다. 허리뼈 전만의 중요성에 대해서는 다음에 계속 반복해서 나오므로 여기에서는 언급하지 않는다.

먼저 종단압박을 줄이는 방법에 대해 살펴보면, 종단압박은 대개 높은 곳에서 뛰어내리거나, 아니면 바닥에 넘어지면서 척추를 부딪치는 상황에서 생긴다. 높은 곳에서 뛰어내릴 때는 충격력(물체가 충돌할 때 받는 힘)을 감소시키는 것이 종단압박을 줄이는 유일한 방법이다. 충격량은 물리학적인 용어로 충격력과 시간의 곱으로 나타난다. 충격량은 운동량의 변화량과 같다.

충격량 = 충격력 x 시간 = 운동량의 변화량

충격력 = 충격량 / 시간 = 운동량의 변화량 / 시간

따라서,

---

1) 충격력↓ = (충격량=운동량의 변화량) / 시간↑

2) 충격력↓ = (충격량=운동량의 변화량↓) / 시간

3) 충격력↓↓ = (충격량=운동량의 변화량↓) / 시간↑

위의 식에서 충격력을 줄이기 위해서는 운동량의 변화량을 감소시키거나 충돌의 시간을 길게 하면 된다는 걸 알 수 있다.

운동량의 변화를 줄이는 유일한 방법은 뛰어내리는 높이를 낮추는 것이다. 일하다가 시간에 쫓기더라도 마음의 여유를 가지고 최대한 뛰어내리는 높이를 줄이려고 노력해야 한다.

의원 근처에 기갑화 부대가 있다. 전차 조종수 군인들이 전차에서 뛰어내리다가 허리를 다쳐서 내원하는 경우가 종종 있는데, 이들의 주 손상 원인은 종단압박으로 인한 거라 생각한다.

일의 특성상 뛰어내리는 높이를 변화시킬 수 없다면, 충격력을 줄이기

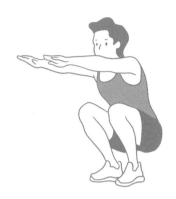

그림 51 체조선수들의 착지 방식
착지 시에 무릎을 굽히며 충격력을 최소화한다.

위해 충돌의 시간을 늘릴 수도 있다. 예를 들어, 뛰어내리는 순간 무릎을 굽히면서 착지한다면 충돌의 시간이 늘어난다. 체조선수들이 높은 곳까지 올라갔다가 착지할 때를 생각해보면, 착지 순간에 무릎을 상당히 굽히면서 충격을 줄인다. 이는 자세의 안정에도 도움이 되지만, 척추에 가해지는 충격을 줄이는 데에도 필요한 동작이다. 일하는 곳에서는 완충 작용을 할 수 있게 바닥에 쿠션을 제공할 수 있는 두툼하고 탄성 있는 매트를 깔아 두는 방법이 있다.

바. 중복되지 않는 게 중요하다

수직 부하(종단압박), 허리뼈 후만, 외측 굴곡, 회전변형을 줄이는 것이 불가능하다면 차선책으로 위의 요소를 중복되지 않게 해야 한다. 네 가지 요소 모두 각각 디스크의 압력을 올리는 것은 당연하지만, 두 가지 이상이 중복될 경우 더욱 악영향을 끼쳐 증상이 훨씬 더 심해지거나 추간판탈출증으로 진행되기 쉽기 때문이다.

예를 들어 골프를 칠 때를 생각해보자. 기본적으로 척추의 회전운동을 통해 공을 날려 보내게 되는데, 이때 회전변형은 생길 수밖에 없다. 추가적으로 허리뼈 전만이 깨지게 되면 결국 회전변형과 허리뼈 후만의 요소가 중첩되며 허리통증이 발생할 가능성이 커진다.

높은 곳에서 뛰어내릴 때도 마찬가지로, 양발을 동시에 착지하지 않고, 한쪽 발부터 먼저 착지할 경우 종단압박에 회전변형이 더해지게 되므로 부상의 위험이 커진다고 볼 수 있다.

일하는 환경과 일할 때의 자세는 셀 수 없을 정도로 매우 다양하다. 일할 때의 통증을 줄이기 위해서는 본인이 하는 일을 잘 분석해야 한다. 먼저, 일할 때의 여러 동작 중에서 주로 어떤 것을 많이 하는지, 어떨 때 가장 무리가 가는지 생각해보라. 또한, 다쳤을 때 어떤 일을 하고 있었는지 꼭 기억한 후 어떤 원인인지 분석해보는 습관을 가져야 한다.

사. 과도한 전만은 오히려 해롭다

이 책 전반에 걸쳐 허리뼈 전만의 중요성에 대해 강조하고 있지만, 여기에서 간과하면 안 되는 사실이 있다. 과도한 전만은 오히려 통증을 악화시킬 수 있다는 것이다.

허리뼈 전만이 무너져 후만이 되는 경우가 가장 위험하므로 조심해야 하지만, 허리에 가장 좋은 자세는 사실 약간의 전만이 되어있는 중립 상태라 볼 수 있다. 허리뼈 전만이라는 용어만을 생각해서 허리뼈 전만만을 생각하다가 과전만이 되면 오히려 척추에 안 좋은 영향을 줄 수 있다.

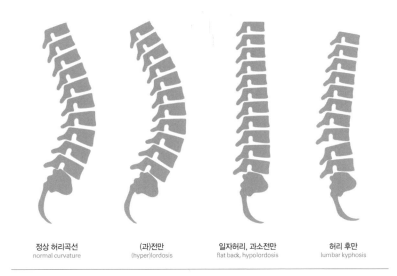

| 정상 허리곡선
normal curvature | (과)전만
(hyper)lordosis | 일자허리, 과소전만
flat back, hypolordosis | 허리 후만
lumbar kyphosis |

그림 52 **허리의 곡선**
허리뼈 후만만큼은 아니지만, 허리뼈의 과전만 역시 척추에 좋지 않은 영향을 미친다.

아. 업무 속도를 천천히 하는 게 좋다

평소와 같은 업무를 하다가 허리를 다치는 경우를 보면, 평소보다 바빠져서 좀 서둘러 일하다 다치는 경우가 많다. 생체역학적으로 동일한 무게를 들 때, 속도를 줄이기만 해도 허리 신전근의 부하를 줄일 수 있다. 일을 더 빨리하려면 속도를 증가시켜야 하고, 더 큰 가속도를 얻기 위해서 가속도에 비례한 힘의 증가가 필요해서, 허리에 더 큰 힘이 가해지는 것이다.

F=ma(뉴턴의 운동 제2법칙, 가속도의 법칙)
해석: 가속도(a)를 증가시키기 위해서는 힘(F)을 더 가해야 한다.

일할 때 서두르지 않는 것만으로도 허리에는 도움이 된다. 일을 몰아서 열심히 하고 남는 시간에 쉰다면 오래 휴식할 순 있겠지만, 반대로 허리에는 좋지 않다. 느긋하게 일하려는 노력이 필요하다.

단, 아주 극단적으로 무거운 물체를 들 때는 몸의 탄성을 이용하여 복압을 최대로 유지하는 짧은 시간 동안 빠르게 물건을 들어 올리는 것이 더 나을 수 있다. 이는 발살바 호흡을 장시간 유지하기 힘들기 때문이다.

자. 흔히 볼 수 있는 디스크성 통증이 발생하는 두 가지 상황

짧은 진료 시간에도 허리통증이 일과 관련 있다고 생각되면 대화를 통해 원인을 찾으려고 노력하다 보니, 허리통증이 발생하는 상황은 매우 다양하지만, 아래의 두 가지 경우로 축약할 수 있다는 사실을 알게 됐다.

1) 매우 무거운 물건을 평소보다 훨씬 강한 힘으로 드는 경우
2) 장시간 안 좋은 자세를 지속하는 경우

경험상 외래 환자는 대부분 두 가지에 해당하였기 때문에 이와 관련된 연구가 있는지 살펴본 적이 있다. 놀랍게도 이전의 연구결과에서 같은 결론을 찾을 수 있었다. 한 연구[10]는 추간판 탈출증의 원인으로 앉아 있는 자세로 지속해서 과부하를 주는 경우를 제시하였고, 다른 연구[11]는 최근의 고강도의 외상력(무거운 물건을 드는 경우)이 원인이라고 밝혔다. 또한, 직업적인 원인으로 발생하는 추간판 탈출증의 위험요인을 분석한 다른 논문[12]은 극단적으로 허리를 굽히는 동작(extreme forward bending)과 반복적으로 물건을 들거나 옮기는 행동이 추간판 탈출증과 연관이 있다는 분석을 내놓았다. 이런 연구결과는 우리에게 매우 중요한 내용을 시사한다.

추간판 탈출증이 잘 일어나는 상황과
반대로 하면 안 아프다.

일반 근골격계 질환과 다르게 직업과 연관되어 발생하는 통증은 큰 특징이 있다. 바로 충분한 회복이 될 만큼 일하는 도중에 여유롭게 쉴 수 없다는 사실이다. 많은 근골격계 질환은 쉬면 낫지만, 현실적으로 아프다고 일을 중단할 수 없는 상황이 많아 급성 통증이 만성 통증으로 진행하는 경우가 많다. 그래서 업무 진행에 영향을 적게 주면서 디스크성 통증에 도움이 될 방법 두 가지를 소개하려 한다.

일을 나누어 1회 드는 무게를 줄여라

다들 알고 있는 방법이지만, 한번 다시 생각해볼 필요가 있다. 허리 근육이 견딜 수 있는 정도보다 훨씬 더 강한 힘으로 물건을 들면 자세가 흐트러져 추간판 탈출증이 생기기 때문에 물체를 옮길 때 무게를 줄이는 것은 허리 부상을 방지하기 위한 기본 중의 기본이다.

예를 들어 40kg짜리 물건을 옮긴다고 가정했을 때 1/4로 분산시켜 10kg을 4번 옮기는 것을 말한다. 물론 모든 일이 무게를 나눌 수 있는 것은 아니지만, 가능한 나눠서 운반 하는 것이 허리통증(특히 심한 통증)의 방지에 큰 도움이 된다.

다만 이럴 때 일을 다 해내는 시간이 증가한다는 단점이 있으며, 바른 자세를 하지 않으면 물건의 무게가 아니라 잘못된 자세의 반복으로 인해 허리통증이 오히려 심해질 수도 있다.

안 좋은 자세를 하는 시간 자체를 줄여라

디스크성 통증이 발생하는 두 번째 상황은 허리에 좋지 않은 자세(특히 허리를 숙이거나 쪼그려 앉아 있는 경우)를 변화 없이 장시간 동안 유지하는 것이다. 이런 경우에는 무게를 줄인다는 개념 자체가 도입될 수 없다.

그렇다면 유일한 해결책은 좋은 자세로 바꾼다는 것뿐인데, 일하다 보면 '어쩔 수 없이' 안 좋은 자세를 할 수밖에 없는 상황이 있다. 시골에서 밭농사를 짓는 일을 예로 들어보자. 밭농사는 논농사보다 기계화가 덜 되어 많은 일을 수작업으로 해야 한다. 이때 자세를 애초에 바꿀 수 없는 경우가 많다.

그렇다면 자세가 아니라 시간에 주목해보자. 나쁜 자세를 '장시간' 유지하는 상황을 피하려면 나쁜 자세를 좋은 자세로 만들거나 아니면 장시간 유지되지 않게 하면 된다. 이런 경우에는 일하는 중간중간 휴식시간을 끼워 넣는 게 좋다. 예를 들어 4시간 일하고 30분 쉬는 식으로 일을 했다면, 1시간마다 10분씩 휴식시간을 주거나 아니면 30분마다 5분씩의 휴식시간을 주는 것이 허리통증 예방에 도움이 될 것이라 생각한다. 추가적으로 휴식시간에 서서 하거나 앉아서 하는 맥킨지 신전 운동을 해준다면 더욱 도움이 될 것이다.

하지만 여기에서 다시 한번 짚고 넘어가야 하는 건 허리통증 방지에 가장 중요한 것은 '시간'이 아니라 '자세'라는 사실이다. 이렇게 시간을 관리하는 방법은 어쩔 수 없이 허리에 좋지 않은 자세로 일을 할 수밖에 없을 때 적용하는 차선책일 뿐이지, 올바른 자세를 취하는 게 중요하다.

휴식시간을 분산시켜 나쁜 자세를 '장시간' 못하게 하는 방법 외에도 일의 종류를 자주 바꾸어 주는 것도 도움이 된다. 예를 들어 오늘 해야 하는 일이 무거운 비료를 들기, 앉아서 호미로 풀을 뽑기, 의자에 앉아서 종자를 다듬기, 오리걸음으로 다니면서 고추를 따는 것이라고 가정해보자. 각각의 일을 1시간씩 순서대로 하는 것보다, 한 가지 일을 한 다음 5~10분마다 다른 일로 바꿔가며 허리에 지속적인 부하가 가해지지 않게 하면 디스크성 통증을 예방하는 데 도움이 된다.

차. 수술 받은 사람은 더 조심해야 한다

척추 유합술(고정술, fusion)이나 척추고리판절제술(laminectomy) 등의 수술을 한 환자들이 많다. 그중에서도 척추 유합술을 하면 척추의 유연성과 가동범위가 줄어들기 때문에 책에 나오는 것과 완전 동일하게 운동을 할 수 없거나, 할 수 있더라도 척추뼈나 주변 조직에 무리가 갈 수 있다.

따라서 맥킨지 신전 운동 등을 할 때 마지막 단계까지 하지 말고 1~2단계 정도까지만 하는 것이 나으며, 통증이 있는 경우에는 무리하게 하지 말고 즉시 중단해야 한다. 유합술을 한 이후 5~10년이 지나면 허리의 통증이 다시 재발하는 경우가 많으므로, 허리를 숙이거나 할 때 별다른 통증이 없더라도 안심하지 말고 될 수 있으면 허리 전체의 중립자세를 유지하려고 노력해야 한다.

수술 후 '통증이 없다 = 괜찮다'라는 인식은 위험할 수 있다. 수술한 사람이 나중에 허리통증이 재발하거나 악화하면 치료가 쉽지 않다. 미리 조심하는 것이 정말 중요하다.

카. 신전 운동만 언급하는 이유

척추의 앞뒤 움직임은 굴곡과 신전이 있으며, 이 책에서는 신전 운동을 여러 차례 강조하고 있다. 진료 중에도 신전 운동의 중요성에 대해 강조를 많이 하는 편이다. 가끔씩 환자들은 젖히는 운동만 해도 되는지 의문을 가지는 경우가 있다. 척추의 가동성이라는 측면에서는 두 동작이 모두 중요하다. 하지만 의식하지 않아도 일상생활에서 굴곡 자세는 이미 많이 하고 있으므로 따로 시간을 내서 추가로 해줄 필요는 없다고 생각한다. 비유하자면 영어, 수학 모두 중요한 과목인데, 평소에 스스로 영어 공부만 아주 많이 하고 잘한다면 수학 학원만 다니면 되지 굳이 영어 과외를 시킬 필요는 없는 것이다.

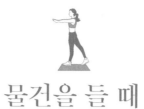

물건을 들 때

가. 바닥의 물건을 양손으로 들 때

일하는 도중 가장 대표적으로 허리통증을 일으키는 자세는 양손으로 바닥의 물건을 들어 올릴 때이다. 들어야 하는 대상이 무겁지 않다면 한 손으로 쉽게 들 수 있지만, 두 손으로 물건을 들어야 하는 상황은 대부분 물체의 무게가 무거울 때가 많다. 그래서 당연하게 허리 부상의 위험성이 높다.

테이블, 선반처럼 바닥보다 높은 곳에 있는 물건을 들 때는 상대적으로 허리에 가해지는 부담이 줄어들게 된다. 가능하다면 옮기는 물건의 높이를 미리 올려놓고 들려고 해야 한다.

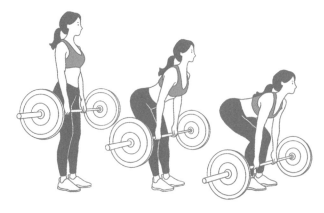

그림 53 데드리프트(deadlift)

나. 역도선수의 자세 : 데드리프트(deadlift)

데드리프트는 영어 dead와 lift의 합성어로, dead는 '죽음'이라는 의미가 아니라 바닥에 있는(lying on the ground) 움직이지 않는 중량(dead weight, weight without momentum)을 들어 올리는(lift) 동작을 말한다. 정의 자체가 바닥의 물체를 들어 올린다는 뜻이 포함되어 있으므로, 역도선수가 바닥에서 역기(바벨, barbell)를 들어 올리는 순간을 생각해보면 된다.

데드리프트는 힙힌지(hip hinge)라는 개념이 가장 중요하다. 힌지는 한국어로 경첩이다. 엉덩관절을 경첩 모양의 중심으로 생각하고 나머지 허벅지와 척추 부분은 고정된 상태로 유지하라는 뜻이다. 즉, 엉덩관절의 굴곡만으로 상체를 숙이는 동작을 만드는 것이다.

힙힌지의 개념은 그림 54로 쉽게 이해할 수 있다. 허리를 앞으로 숙이는 소위 굴곡 동작을 할 때, 보통은 허리뼈가 굽혀지면서 동작이 만들어진다. 이를 허리뼈의 굴곡이 아닌 골반(엉덩관절)의 회전을 통해서 만들어 낸다고 생각하면 편하다.

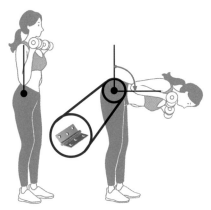

그림 54 **힙힌지의 개념**

힙힌지를 연습하는 가장 잘 알려진 방법은 막대기를 쓰는 방법이다. 아주 긴 막대기를 머리, 등 상부(어깨뼈의 중간), 꼬리뼈에 붙인 후 바로 서고, 막대기를 잡은 한 손은 머리 뒤에 대고, 다른 손은 허리 쪽에 댄다. 손이 위치한 허리 쪽에는 약간의 공간이 있어야 한다. 그 공간은 약간의 허리뼈 전만 상태(중립자세)에서 자연스럽게 만들어진다.

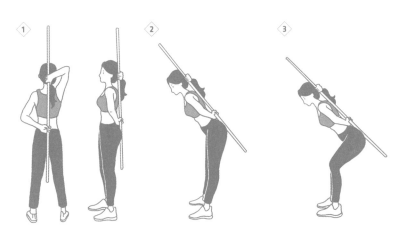

그림 55 **데드리프트의 연습**

그림 55를 보고 따라해보자. 먼저 막대기를 일자로 잡고 한 손은 허리에 다른 손은 목에 갖다 대고, 엉치뼈, 등뼈, 머리 뒤통수가 막대기에 밀착되게 한다. 허리뼈는 손 하나 정도의 여유 공간이 있는 것이 적당하다(1). 막대기가 잘 밀착되었으면 그 상태로 허리를 앞으로 조금씩 숙여 본다. 이때 처음부터 무릎을 굽힐 필요는 없고, 막대기를 이용하여 척추의 정렬 상태를 유지하는 데 집중한다(2). 마지막으로 위 단계까지 익숙해졌다면 허리를 숙인 상태에서 무릎을 약간 굽힌다(3). 이 동작을 처음 한다면 약간의 불편감이 느껴질 수도 있다. 일상생활에서 평소에 힙힌지를 의도적으로 만들려고 노력하지 않았기 때문이다. 힙힌지 동작은 데드리프트 동작에서 허리의 보호를 위해 필수적이지만, 평소에 해왔던 허리를 숙이는 동작에 비해 부자연스럽다.

데드리프트 자세를 평소에 꾸준히 연습하고 나서, 갑자기 무거운 물건을 들어야 할 때 무의식중에도 허리뼈 중립자세를 할 수 있게 하는 것이 그림 55를 연습하는 이유이다. 처음에는 그림 55처럼 막대기로 충분히 연습하고, 자세에 익숙해지면 막대기를 빼고 맨몸으로 동일한 동작을 반복한다. 이때 잘못된 동작으로 연습하지 않기 위해 조력자의 도움을 받거나 거울을 보고 수시로 점검하면 도움이 된다.

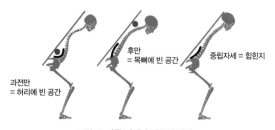

과전만
= 허리에 빈 공간

후만
= 목뼈에 빈 공간

중립자세 = 힙힌지

그림 56 바른 자세와 잘못된 자세

엉덩관절을 굽히기만 한다고 데드리프트의 자세가 완성되는 것은 아니다. 골반의 회전이 뒷받침되어야 한다. 허리뼈의 과전만 및 후만이 생기는 경우 척추의 정렬이 맞지 않아 막대기와 몸이 밀착되지 않는다. 척추 전체의 중립자세를 유지한 상태로 엉덩관절만 굽혀야 한다.

힙힌지 동작에서 골반의 회전이 원활하지 않으면 위의 오른쪽 그림에서처럼 막대기가 몸에서 떨어지게 되기 때문에 될 수 있으면 거울이 있는 곳에서 자세가 흐트러지지 않는지 확인하면서 하는 것이 좋다.

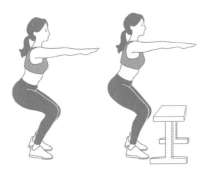

그림 57 왼쪽 그림처럼 무릎이 너무 앞으로 튀어나온다면 의자나 벤치프레스를 앞에 두고 데드리프트를 연습하는 것이 좋다.

그림 57처럼 무릎이 너무 과도하게 굽혀지면 앞에 의자나 벤치프레스를 두고 무릎이 앞으로 튀어나오지 않게 막아주면서 허리를 숙인다.

반대로 무릎이 너무 펴지는 것 같다면 무릎의 뒤에 의자나 벤치프레스를 놓고, 약간 강제로 굽힌 후에 연습한다.

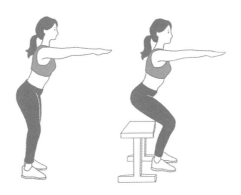

그림 58 반대로 무릎이 너무 펴지면 뒤쪽에 의자나 벤치프레스를 두어 무릎이 펴지지 않게 한다.

여기까지 충분한 연습이 되었다면, 케틀벨(kettlebell)이나 바벨(barbell) 등을 실제로 들면서 같은 동작을 반복하자. 이때 처음부터 과도한 중량으로 시작하기보다는 자세에 적응해가며 서서히 무게를 증가시키면 된다.

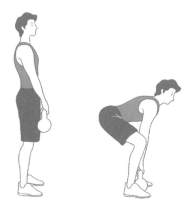

그림 59 **케틀벨 데드리프트(kettlebell deadlift)**

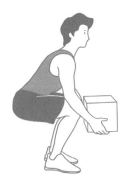

그림 60 실제로 데드리프트를 이용하여 물건을 들어보자.

여담으로 어렸을 때 승강기가 없는 5층 아파트에 살 당시, 부모님께서 세탁기를 구매하셨다. 저렇게 무거운 것을 어떻게 옮길까 하고 혼자 궁금해서 지켜봤던 봤다. 배송기사님은 능숙한 손놀림으로 등에 세탁기를 짊

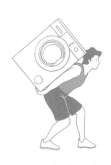

그림 61 세탁기를 등에
메고 옮기는 모습

어지고 계단을 올라갔다. 그 광경은 아직도 머릿속에 뚜렷하게 남아있다. 지금 생각해보면, 세탁기의 평평한 면이 척추의 바른 정렬을 만드는 데 도움을 주었으며, 무릎을 최대한 굽히고 상체를 비스듬히 숙여 세탁기의 무게중심이 허리뼈에 최대한 가까워지도록 한 것이다. 허리 보호에는 매우 좋은 자세이지만, 해당 자세를 유지하기 위해서는 하체(엉덩이, 허벅지, 종아리) 근육이 아주 튼튼해야 한다.

배송기사님은 의식은 하지 않았지만 배송기사는 세탁기가 등에 밀착되어 힙힌지를 자연스럽게 만들 수 있었던 것이다. 그분은 수년간 무거운 무게의 가전제품을 많이 배송해왔기 때문에, 허리를 다치지 않고 옮기는 방법을 자연스럽게 터득했다.

비슷한 예로 연탄 지게로 연탄을 옮기는 경우가 있다.

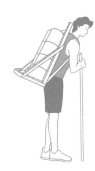

그림 62 연탄 지게와 지팡이로 연탄을 옮기기
1 등판에 의한 척추 정렬 유지
2 허리뼈와의 거리 최소화로 굴곡 모멘트 감소
3 지팡이로 상체 무게 분산 효과

옛날에 연탄 지게로 연탄을 옮겼을 때를 생각해보자. 먼저 바닥에 연탄 지게를 놓고 연탄을 실은 다음 앉은 상태에서 지게를 등에 멘 후 지팡이에 힘을 주면서 일어났다. 연탄 지게의 모양은 강제로 힙힌지를 유도했고, 지팡이를 통해 무릎과 허리에 걸리는 무게를 분산시키는 효과를 얻었다. 의학적, 물리학적으로 훌륭한 방법이었다.

데드리프트의 방법을 적용하여 물건을 드는 것은 허리의 보호에는 매우 효과적이다. 다만 허리를 숙여서 물건을 들어 올리는 것에 비교해 무릎관절 및 엉덩관절을 더 많이 쓰므로 해당 관절에 통증이 있는 분들은 부적절할 수 있다.

다. 들어 올리는 물건의 부피가 작을 때 : 스쿼트(squats)

물건의 부피가 큰 경우(특히, 가로 길이가 길 때)에는 어쩔 수 없이 데드리프트 동작처럼 들 수밖에 없지만, 작은 물체의 경우는 다리 사이에 놓고 들어 올림으로써 허리의 부담을 더 줄일 수 있다. 해당 동작은 스쿼트 리프팅(squat lifting)이다.

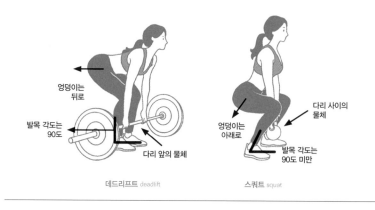

그림 63 데드리프트(deadlift)와 스쿼트(squat)의 차이

스쿼트와 데드리프트의 차이점은 물체를 드는 곳에 차이가 있다. 스쿼트는 물체를 다리 사이에서 들어올리고, 데드리프트는 다리 앞에서 들어 올린다. 들어 올리는 위치의 차이로 인해 무게의 중심이 달라지고 발목, 무릎, 엉덩관절이 움직이는 각도의 차이가 발생한다. 스쿼트의 경우 무릎

관절이 주로 관여하고, 데드리프트는 엉덩관절의 움직임이 중요한 동작이다.

앞서 언급한 시소의 원리에 따르면 물건의 부피가 작을 때는 조금 더 척추에 가까운 무게중심을 가진 스쿼트 리프팅이 유리하다. 다만 스쿼트의 경우 데드리프트보다 무릎관절 및 넙다리네갈래근(quadriceps femoris muscle)의 부담이 커지므로, 무릎이 안 좋거나 허벅지의 근력이 충분하지 않을 때는 오히려 더 물건을 들기 힘들어질 수도 있다. 그런 경우에는 데드리프트 자세가 적합하다.

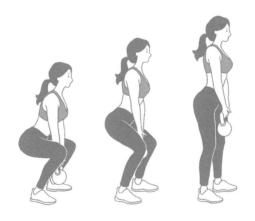

그림 64 **스쿼트 리프팅(squat lifting)**
데드리프트와 다른 점은 손이 무릎 사이에 오게 되고, 따라서 무릎을 더 많이 굽힐 수 있다는 것이다.
무릎에는 훨씬 더 부담이 커지나 허리 보호에는 데드리프트보다 유리하다.

라. 생체역학적 접근

생체역학적으로는 바닥의 물건을 들어 올릴 때 무릎을 굽히는 동작만으로도 굴곡 모멘트가 감소하게 된다. 추가로 물체를 몸에 최대한 붙일수록 굴곡 모멘트는 더욱 감소한다.

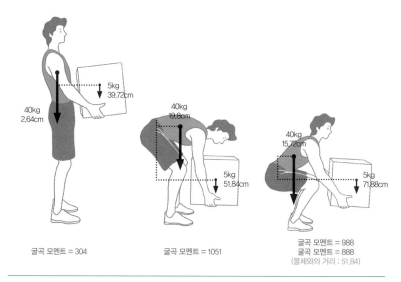

굴곡 모멘트 = 304   굴곡 모멘트 = 1051   굴곡 모멘트 = 988
                                        굴곡 모멘트 = 888
                                        (물체와의 거리 : 51.84)

그림 65 **물체를 들 때의 굴곡 모멘트**(flexion moment)

몸까지의 거리가 가까울수록, 무릎을 굽힐수록 굴곡 모멘트는 감소한다. (오른쪽) 가운데 그림보다 몸과 물체와의 거리가 멀지만 총 굴곡 모멘트는 더 적다는 것을 알 수 있다. 만약 몸과 물체와의 거리가 같다면 굴곡모멘트가 888로 더 많이 감소한다.

따라서, 같은 물체일 때 데드리프트와 스쿼트 리프팅 중에 몸에 물체를 더 붙일 수 있는 스쿼트의 굴곡 모멘트가 더 적으리라는 것을 쉽게 추론할 수 있다. 쉽게 말해, 무릎은 최대한 굽히고, 다리 사이에 깊숙이 물체를 넣은 상태로 들면 된다.

마. 발살바 호흡법(Valsalva maneuver)

무거운 물건을 많이 드는 분들은 반드시 발살바 호흡법에 대해 이해하고, 평소에 자주 연습하면 좋다. 발살바 호흡법은 간단히 힘을 쓰는 그 순간에는 숨을 참고, 힘을 쓰지 않을 때만 숨을 쉬는 것을 말한다. 강한 힘을 쓸 때 숨을 참는 것은 보통의 사람이 자연스럽게 하는 행동인데, 그것을 의식적으로 할 수 있게 테크닉으로 발전시킨 것이다.

발살바 호흡법은 복압을 증가시키기 위한 방법으로, 복식호흡을 하면서 숨을 내쉬는 동작을 하다가 기도를 막아 복압을 증가시키면 된다. 물건을 들 때 발살바 호흡법이 중요한 이유는 이 호흡법으로 자연복대를 강화할 수 있기 때문이다.

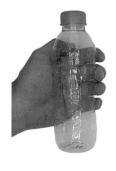 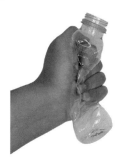 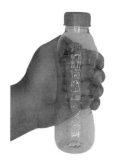

압력을 가하기 전   압력을 가했을 때   뚜껑을 닫고 압력을 가했을 때
(숨을 참지 않았을 때)   (숨을 참았을 때, 발살바 호흡을 할 때)

그림 66 **뚜껑 열린 페트병과, 뚜껑 닫은 페트병**

그림 66에서에서 알 수 있듯, 페트병을 그냥 누르면 쉽게 찌그러지지만, 뚜껑을 닫고 누르면 페트병의 강도가 올라가면서 쉽게 변형되지 않는다. 뚜껑이 열린 상태가 평상시라고 생각하고, 닫힌 상태가 발살바 호흡으로 인해 복압이 올라간 것으로 생각하면 된다. 같은 구조와 강도를 가진 페트병이라 하더라도 내부의 압력에 따라 지지력에 월등한 차이가 나는 모습으로, 발살바 호흡을 통해 물건을 들면 허리를 지키는 효과를 얻을 수 있다.

발살바 호흡을 하며 물건을 드는 방법은 코와 입으로 최대한 많은 양의 공기를 흡입한 후 복식호흡으로 배를 빵빵해지게 만든 후, 숨을 참으면서 배의 압력을 올려 숨을 내쉬듯 힘을 준다. 해당 상태를 유지하면서 힘을 줘서 무거운 물건을 들어 올리면 된다.

발살바 호흡은 척추의 보호를 위해 필수적인 방법이지만, 복압을 순간적으로 올려 심혈관계 및 뇌혈관에 부담을 줄 수 있다. 정맥울혈(venous congestion)이 발생하면 두개내압상승(IICP, increased intracranial pressure)을 일으켜 심할 때는 뇌출혈이 생길 수 있다. 고혈압이 있거나 뇌졸중의 과거력이 있는 사람은 조심해야 한다. 또한, 동맥으로 나온 혈액은 정맥을 거쳐 심장으로 되돌아온다. 이를 정맥환류(venous return)라 하는데, 발살바 동작을 하면 정맥환류가 감소해 심장질환이 있는 사람은 이로 인해 부정맥, 혈압저하, 협심증 등이 유발될 수도 있음을 유의해야한다.

심혈관계나 뇌혈관계에 부담을 느끼거나 기저질환이 있는 사람은 세미 발살바(semi-valsalva) 호흡법을 사용하는 것이 좋다. 발살바 호흡법을 할 때는 동작이 끝날 때까지 계속 숨을 참는 것이 일반적인 방법인데, 세미 발살바 호흡법은 가장 힘을 강하게 줄 때까지는 계속 숨을 참고 있다가, 그 순간이 지나면 숨을 약간 내쉬면서 복압을 서서히 낮추는 호흡법이다. 세미 발살바 호흡법도 심뇌혈관계에 부담을 전혀 안 주는 것은 아니지만, 차선책으로 해볼 만하다. 바쁘게 일하는 도중, 의식하지 않더라도 자동으로 발살바 호흡을 할 수 있을 정도로 많이 연습해두는 것이 좋다.

물건 들 때 배에 힘주라는 말은 발살바 호흡법을 수행하라는 의미이다.
그렇기에 발살바 호흡법에 대해 정확히 알 필요가 있다.

바. 역도/헬스용 벨트

바닥의 물건을 들어서 옮기거나 높은 곳에 올려야 하는 일을 하는 사람은 일반 허리보호대를 써도 효과가 없는 경우가 많다. 그럴 때는 아래 그림과 같은 역도/헬스용 벨트(리프팅 벨트)를 사용하는 것이 도움을 받을수 있다.

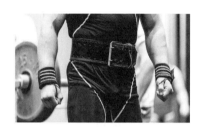

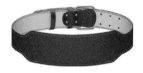

그림 67 리프팅 벨트(weightlifting belt)

리프팅 벨트는 매우 단단하고, 따라서 직접 허리에 물리적인 지지력을 제공함으로써 허리를 보호하는 효과가 발생한다고 생각하기 쉽다. 폭이 넓은 벨트는 그런 효과도 일부 있지만, 리프팅 벨트를 하는 주된 목적은 발살바 호흡법을 할 때 복압을 더 증가시키기 위함이다. 발살바 호흡시에 외부 벨트를 강하게 밀어 낸다는 느낌으로 하면 복압을 더욱 올릴 수 있다.

만약 급성 허리통증이 발생하고, 리프팅 벨트만 착용했는데 지지력이 약하다고 생각되면 허리보호대(복대)를 한 후 그 위에 리프팅 벨트를 중복해서 끼면 된다.

사. 한 손으로 바닥의 물건을 줍거나 들어 올릴 때

한 손으로 물건을 줍는 상황도 기본적으로 양손으로 바닥의 물건을 들 때와 비슷하다고 생각하면 된다. 하지만 한 손이 남기 때문에 그 손을 이용하여 체중을 분산시킬 수 있다는 큰 장점이 있다. 가장 간단한 방법은 물건을 잡지 않는 다른 손으로 무릎을 짚어주는 것이다. 이때 다리를 적당히 벌린다면 허리의 굴곡 정도를 줄일 수 있어 도움이 되나, 너무 과하게 다리를 벌리면 상체 무게의 분산 정도가 떨어질 수 있다. 따라서, 다리를 벌리는 것은 두 가지 영향을 모두 고려하여 허리의 부담이 가장 적게 느껴지는 적절한 넓이로 벌려야 한다. 특정 한계점 이상으로 다리를 벌리면 체중을 분산시키는 효과가 떨어지므로 옆으로 벌리기보다 앞뒤로 벌리는 것이 더 좋을 수 있다. 머릿속으로 잘 그려지지 않는다면, 그림 68과 69를 보자. 그림 68의 경우는 일반적으로 바닥의 물건을 집는 자세이다. 이런 자세를 하게 되면, 허리전만이 사라지며, 허리와 물체의 거리, 허리와 상체 무게중심까지의 거리가 멀어져 굴곡 모멘트가 크게 올라가게 되므로, 디스크 압력이 상승한다. 앞에서 언급한 굴곡 모멘트를 줄이는 자세는 그림 69이다. 한쪽 손으로 무릎을 잡거나 팔꿈치를 기대어 상체 체중을 분산시킨다. 하지만 골반은 여전히 후방 회전 상태로 허리전만이 유지되지 못할 가능성이 크다.

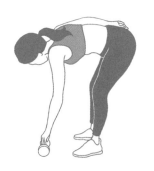

그림 68 바닥의 물건을 집는 일반적인 자세

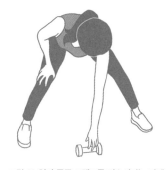

그림 69 허리 굴곡 모멘트를 감소시키는 자세

그렇다면, 허리 후만이라도 예방할 순 없을까? 두 손으로 들 때와 한 손으로 들 때 눈 여겨 볼만한 차이점은 두 손으로 들 때는 다리를 바로 앞 정 가운데에 물건을 두고 든다는 사실이다. 하지만, 한 손으로 들 때는 굳이 가운데에 두고 들 필요가 없다. 한 손으로 물건을 들 때는 다리 앞의 공간이 상대적으로 여유롭다. 이 여유를 이용해, 다리를 앞 뒤로 펼 수 있다. 한쪽 다리라도 뒤쪽으로 펴면 허리뼈의 후만을 예방하는 데 도움이 된다. 그림 70을 보자. 한쪽 다리라도 뒤로 빼주면, 골반이 과도하게 후방 회전되는 것을 부분적으로 억제할 수 있다. 두 동작 모두에서 반대쪽 손은 무릎을 짚어야 하며, 일어날 때 무릎을 밀면서 일어나야 한다.

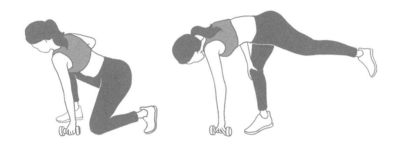

그림 70 **다리를 앞뒤로 빼는 자세**

그림 70의 한 손으로 물건 드는 자세는 맨몸 운동에 대해 잘 아는 사람은 익숙할 것이다. 왼쪽의 무릎을 굽힌 자세는 워킹 런지(walking lunge), 오른쪽의 다리를 든 자세는 싱글 렉 데드리프트(single leg deadlift)와 유사하다. 평소에 두 운동을 꾸준히 하면 이 자세에 필요한 근력과 유연성이 키워진다. 이를 통해 한 손으로 바닥의 물건을 들어야 하는 결정적인 순간에 충분히 바른 자세를 유지할 수 있다.

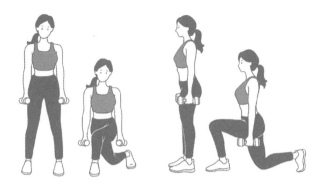

그림 71 **워킹 런지**(walking lunge)

원래의 런지 동작은 하지 근육 중에 허벅지 앞 근육, 엉덩이 근육의 힘을 키우는 목적으로 시행한다. 반대로 말하면 상술한 근육의 근력이 부족하면 하기가 힘들다는 의미이다.

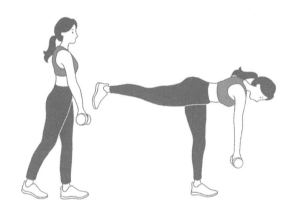

그림 72 **싱글 렉 데드리프트**(single leg deadlift)

일어선 채로 허리를 숙일 때

일어선 채로 허리를 숙이며 일을 하는 순간에 디스크성 통증이 생기기 쉽다. 또한, 일상생활에서도 허리를 숙이는 경우는 매우 많다. 아침에 일어나서 세면대에서 세수할 때, 높이가 낮은 싱크대에서 설거지할 때도 일어선 채로 허리를 굽히게 된다. 그럴 때 가장 먼저 해야 하는 것이 다리를 벌리거나 무릎을 굽혀서 체중의 중심을 낮추는 일이다. 해당 자세만으로 앞으로 굴곡하는 각도가 줄어들기 때문에 수십 퍼센트의 무게 부담을 줄이는 효과가 있다. 공간이 여유롭고 하지의 근력이 충분할 때는 다리를 벌리면서 동시에 무릎을 굽힌다면 높이를 더 낮출 수 있다는 사실도 염두하자.

(1) 환자 대부분은 가장 왼쪽 그림과 같이 세수를 한다. 이 자세에서는 척추 전체가 구부러져 허리가 후만된다. 상체 전체의 무게를 소수의 허리

가 부담하는 상태로 디스크의 압력이 매우 올라간다.

(2) 허리의 부담을 줄이기 위해서는 이 그림과 같이 골반을 회전시켜 중립자세로 만들면 된다. 이 자세에서는 세면대와 얼굴의 높이 차이가 크게 나므로 세안에 지장이 있을 수 있다. 이 상태에서 상체를 더 많이 숙이면 세면대까지의 거리는 가까워지나 허리 세움근의 부담은 많이 증가한다.

(3) (2)의 자세에서 다리를 벌리고 무릎을 굽히게 되면 상체를 더 숙이지 않고도 세면대와 얼굴을 가깝게 할 수 있다. 무릎과 엉덩관절의 부담은 조금 증가한다.

(4) 극단적으로 무릎을 굽히고 다리를 벌리면 허리의 부담을 더욱 감소시킬 수 있다. 단, 하체의 부담은 증가하므로, 이런 자세는 충분한 근력이 바탕이 될 때 실시한다.

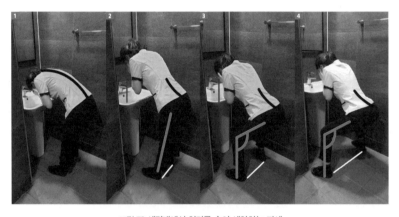

그림 73 세면대에서 허리를 숙여 세안하는 자세

주부의 경우 주방에서 설거지나 요리를 할 때 허리가 아픈 순간이 많다. 싱크대는 일반적으로 요리와 설거지하는 부분(싱크볼, sink bowl)의 높이가 같게 맞춰졌다. 요리할 때에는 비교적 허리가 편하지만 설거지할 때는 싱크대 아래에 있는 그릇을 닦아야 하므로 상체를 더 많이 숙이게 된다. 그렇다고 싱크볼을 기준으로 전체 싱크대 높이를 올리게 되면 요리할 때 작업대 높이가 너무 높아 어깨가 불편할 수 있다. 이를 해소하기 위해서는 싱크볼이 있는 부분의 상판 높이와 요리하는 부분의 높이를 다르게 만드는 방법이 있으나, 미관상 좋지 않으며 맞춤 제작해야 한다는 단점이 있다.

세면대에서 세안하는 자세와 마찬가지로 무릎을 굽혀서 상체의 높이를 낮춰 주면 허리통증이 완화될 수 있으나, 싱크대에는 아랫부분에 하부장이 있어 무릎을 앞으로 굽힐 수가 없다. 이런 문제를 해결하는 방법은 두 가지가 있다.

하나는 무릎을 굽히지 못하므로, 다리를 옆으로 벌려서 상체의 높이를 낮추는 것이다. 상체 높이가 낮아지므로 상체가 앞으로 덜 굽게 되어 허리의 부담을 완화한다. 해보면 처음에는 불편할 수 있으나 하다 보면 익숙해진다. 단, 무릎이나 발목이 아프다면 중단해야 한다.

몸 일부분이라도 기댈 수 있다면 기대는 것도 좋다. 상체의 무게를 분산시켜 굴곡 모멘트를 줄여야 한다. 설거지할 때 그냥 하는 것보다 배를 기대고 하면 허리의 부담이 즉각 경감되는 것을 느낄 수 있다. 한쪽 팔로 작업대나 난간 등을 잡고 일 하는 것도 허리에 도움을 준다. 또 한 싱크대 아래의 선반을 이용할 때 디스크를 다치는 일이 많다. 서서 허리를 숙이기 보다는 무릎을 굽힌 채로 바닥에 앉아서 일해야 한다.

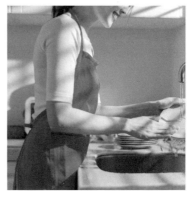

그림 74 배를 기대어 허리에 걸리는 부하를 줄인다.

서서 작업할 때는 작업대의 높이에 많은 신경을 써야 한다. 인체공학(Ergonomics)적으로 정밀한 작업(글쓰기, 전기부품 조립)을 할 때는 팔꿈치를 대야 하므로 팔꿈치 높이보다 작업대의 높이가 5cm 높아야 한다. 일반 조립 작업, 기계 작업은 팔꿈치 높이보다 5~10cm 낮은 것이 좋고, 힘을 강하게 써야 하는 경우는 팔꿈치를 펼 수 있는 공간이 있어야 하므로 팔꿈치에서 20~40cm 아래 정도의 높이에 작업대를 맞추면 된다.

몸의 다른 부위를 고려하지 않고 허리 건강만을 생각했을 때는, 상판을 가능한 최대로 높여주는 것이 굴곡 각도를 줄일 수 있는 방법이다. 하지만 너무 과하게 올리면 어깨와 팔의 통증이 생길 수 있다는 점을 염두해야 한다.

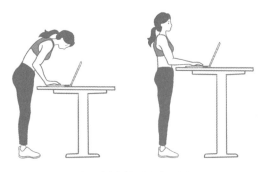

그림 75 **작업대의 높이에 따른 자세**
왼쪽 그림과 같이 작업대의 높이가 낮아지면 목, 허리, 손목 통증이 생길 수 있다.

업무의 종류에 따라 작업대의 높이는 달라질 수 있지만, 항상 명심할 것은 어떤 자세에서도 허리뼈 중립상태를 유지하는 것이다.

물건을 옮길 때

물건을 들고 난 다음에는 옮기는 동작으로 이어질 때가 많다. 들어 올리는 동작만큼 허리에 무리가 가지는 않지만, 지속해서 허리에 부담을 준다.

옮기는 물건의 종류에 따라 아주 다양한 운반법이 있겠지만, 여기서는 전체적인 원칙에 대해서만 언급하려 한다.

가. 안고 옮기는 것보다는 등에 지고 옮기자

물건을 옮길 때는 앞으로 들거나 안을 수도 있고 아니면 등에 지기도 한다. 같은 무게의 물체일 때 등에 지고 옮기는 게 더 허리의 부담을 줄일 수 있다. 두 경우는 그림 76과 같이 물체와 허리 중심과의 거리에 차이가 난다.

무게중심을 맞추기 위해 물체를 안고 옮기면 상체는 뒤로 젖혀지고, 등에 업으면 상체는 앞으로 굴곡 한다. 이때, 엉덩관절의 가동범위(움직일 수 있는 정도, Range Of Motion; ROM)는 신전보다는 굴곡이 크다. 허벅지는 거의 배에 닿을 정도로 굽힐 수 있지만, 뒤로는 조금만 젖혀지는 걸 생각해보면 이해가 쉽다. 이런 가동범위의 차이로 인해, 물건을 등에 질 때는 엉덩관절을 충분히 굽힐 수 있어 무게중심과 허리와의 거리를 좁힐 수 있으나, 안고 있을 때는 어느 한도 이상으로 좁힐 수 없다는 결론을 얻는다. 또, 기본적으로 허리뼈는 인체의 뒷부분(후방)에 있으므로 등까지의 거리가 배까지의 거리보다 가깝다.

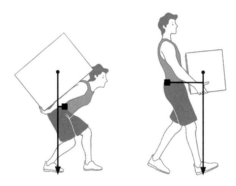

그림 76 **안고 옮길 때와 등에 지고 옮길 때**
일반적으로 등에 지고 옮길 때의 물체와 허리뼈 사이의 거리가 가깝다.

어떤 물건은 등에 지고 옮기는 것이 불가능한 경우도 있으며, 물건의 종류에 따라 등에 멜 때 균형을 잡기 힘들다면 어쩔 수 없이 앞으로 들고 이동시킬 수밖에는 없다. 그럴 때는 지게, 가방 등의 보조기구를 이용한다면 허리의 부담을 줄이는 데 도움된다.

앞으로 물건을 들고 옮길 때는 손으로 오롯이 들어야 하므로 팔의 부담이 크지만, 등에 메고 옮기면 무게가 분산되므로 상대적으로 작은 팔의 힘으로도 같은 일을 할 수 있다. 단, 어깨의 굴곡과 신전 범위에 차이가 있으므로 물체의 모양, 무게와 잡는 손의 위치에 따라 오히려 등에 물체를 짊어졌을 때 팔이 더 불편할 수도 있다.

나. 옆으로 들고 옮길 때

물체의 길이가 길거나 주변 환경이나 업무의 특성상 옆으로 들고 이동해야 하는 경우가 생긴다. 옆으로 들게 되면 균형을 잡기 위해 반대 방향으로 힘을 주게 되는데 이로 인해 외측 굴곡이 생겨 디스크의 압력이 올라갈 가능성이 있다.

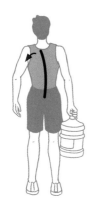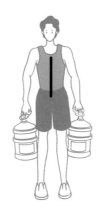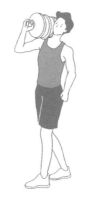

오른쪽 물체를 들어 올리기 위해 척추가 왼쪽으로 굴곡한 모습 　　양쪽으로 무게의 균형을 맞추어 척추의 정렬이 맞춰진 모습 　　그림 78 한 개의 물체만 든다면 어깨에 짊어지는 것이 몸의 중심과의 거리를 근접시킨다.

그림 77 **한쪽으로 들었을 때와 양쪽으로 들었을 때**

이때, 좌우의 균형을 맞추기 위해 양쪽으로 같은 무게를 들고 이동시키면 외측 굴곡변형을 줄이는 데 도움을 준다. 한 번에 옮기는 무게는 같으므로 수직 부하를 감소시키지는 못하더라도 굴곡변형이라도 감소시켜서 디스크 압력 증가를 제한하는 방법이다. 즉, 시소의 원리에 의해 좌우의 균형이 맞으면 허리의 부담이 준다.

양쪽으로 나눠서 드는 것이 불가능하다면 손이나 팔로 들고 옮기는 것보다는 위의 그림처럼 어깨에 메고 옮기는 것이 훨씬 낫다. 시소의 원리 1에 의해 척추의 중심에 더 가깝기 때문이다.

다. 머리에 이고 나르기 : 시소의 원리를 이용한 방법

시소의 원리를 극단적으로 이용해보자. 척추 중심축의 바로 위에 물건을 올려 허리 부담을 줄일 수 있다는 생각을 하면, 떠오르는 방법은 머리에 이는 게 있다. 시장에 있는 식당에서 밥 배달을 하는 아주머니들이 큰 쟁반을 몇 개를 겹쳐 머리에 이고 다니는 모습을 떠올려보자. 그들은 경험상 앞으로 들고 가는 것보다는 머리에 이고 가는 것이 훨씬 더 편하다는 것을 알고 있는 것이다.

또, 수십 년 전 수도 시설이 좋지 않아 물동이로 물을 나르던 시절에는, 수십 킬로그램의 물동이를 머리에 이고 아주 먼 거리를 다니곤 했다. 샘물을 떠서 하루에 열 몇 번씩이고 날랐던 그때 어머님들은 머리에 물동이를 올려 허리의 부담을 줄였기 때문에 디스크성 허리통증이 생기지 않았던 거라고 생각한다.

그렇지만, 머리에 올리고 이동할 때에는 균형을 잘 잡아야 하므로 숙달될 때까지 시간이 필요

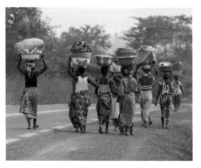

그림 79 **머리에 이고 나르는 모습**
장시간 무거운 짐을 들어야 할 때 허리와 팔의 부담을 줄이기 위해 머리에 올리는 것을, 여러 나라에서 흔히 볼 수 있다.

하며, 이동할 수 있는 물건의 종류에 제한이 있다는 단점이 있다. 또, 목뼈(경추) 질환이 생기거나 악화할 수 있으므로 숙달 전에는 가벼운 무게부터 적응해가며 차차 무게를 증가시켜야 한다.

조상의 지혜 물지게

이 챕터의 핵심 내용은 물건을 옮길 때는 등에 짊어진 채 좌우의 균형을 맞춰야 허리에 무리가 가지 않는다는 원칙이다. 해당 원칙들을 종합했을 때 떠오르는 게 있을 것이다. 바로 우리 조상님들이 많이

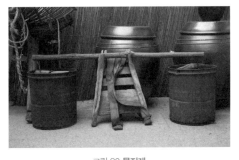

그림 80 **물지게**
물지게는 시소의 원리와 척추의 중립(정렬), 무게중심을 고려해 팔 부분이 지게의 상단에 있는 것 등의 여러 생체역학적 이점이 있다.

해왔던, 물지게로 물을 나르는 모습이다.

물지게로 물을 나를 때 물지게의 팔은 등의 상부까지 연결되어 있고, 양쪽으로 두 개의 물동이가 균형을 맞추고 있으며, 등판이 길게 있어 척추의 정렬을 유지하면서 힙힌지가 된다. 의학적으로 완벽에 가깝다. 만약 물지게의 팔이 아래쪽에 연결됐다면 무게중심을 맞추기 위해 상체를 숙이는 불편한 자세가 됐을 것이다. 팔이 상단에 연결되어 허리를 펴고 걸을 수 있었다. 처음부터 물지게가 이런 모양은 아니었을 수도 있으나, 경험으로 가장 편한 도구를 만들어 냈다고 생각한다.

라. 매우 무거운 물건은 벨트를 걸어서

2명의 작업자가 매우 무거운 물건을 나를 때는 먼저 허리를 숙이고 물체의 하단부를 잡아서 들어 올리는 모습을 떠올려보자. 이때, 상체 전체가 숙어진 상태이므로 허리뼈에 매우 큰 부하가 가해진다. 아래의 그림과 같이 벨트(lifting and moving straps)를 이용하면 상체를 세운 상태로 허리뼈의 중립을 유지한 상태로 물건을 옮길 수 있다.

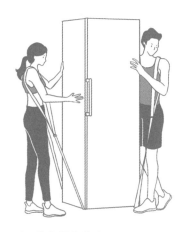

그림 81 **물건 이동용 벨트**(lifting and moving straps)
무거운 무게의 물체를 허리의 부담을 줄이면서 옮길 수 있다.

외국에서는 널리 사용되고 있으며, 인터넷 구매를 통해 쉽게 구할 수 있다. 만약에 구하기가 어렵다면 화물 고정용 벨트를 개조하여 사용하는 방법도 있다.

선반 정리할 때

물건을 바닥에서 들어 올린 이후에 선반과 같은 곳에 올려놓는 일을 살펴보자. 바닥의 물건을 들어 올리는 것은 앞 챕터에서 나온 것처럼 데드리프트나 스쿼트 자세를 이용하면 된다. 물건을 일단 들어 올린 후에 선반에 넣을 때는 허리와 어깨의 부담이 커질 수 있다. 선반에 물건을 진열하는 일을 하는 분들이 회전근개 파열로 외래를 많이 방문한다. 어깨 통증 정도로 많지는 않지만, 선반 작업을 하다가 허리를 다친 분들도 종종 본다.

선반이 깊으면 한 번에 물건을 넣으려고 팔을 안쪽으로 깊게 뻗게 되는데 몸의 중심에서 물체의 무게중심이 많이 멀어지게 되어 허리의 부담이 가기도 한다. 굴곡 모멘트가 커지는 상황이기 때문이다. 일단 물건을 들어 올린 이후에는 선반의 끝에 살짝 걸친 후 밀어서 선반 안쪽까지 넣어야 한다. 한 번에 일을 빠르게 하려고 하다가 허리를 다치기 쉽다. 또한,

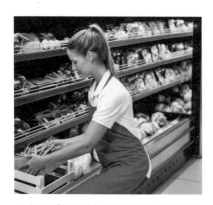

그림 82 낮은 선반이나 진열대에서 일할 때 주의해야 한다. 그림과 같이 무릎을 굽히고, 허리의 중립상태를 유지해야 한다. 가능하다면 한쪽 무릎을 꿇은 상태로 작업하면 좋다.

끝까지 물건을 밀어 넣으면 허리가 굴곡되어 허리뼈 후만이 되기 쉽다는 점도 기억해야 할 것이다.

추가로 조심해야 할 것은 자신의 키보다 훨씬 더 높은 곳에 물건을 올리려고 할 때 허리뼈의 과전만이 오는 상황이다. 적절한 높이의 발판이나 이동식 계단을 사용한다면 과전만의 발생을 줄일 수 있다.

이제는 선반 깊은 곳에 있는 물건을 꺼내기 위해 상체를 숙여서 선반 안으로 들어갈 때를 생각해보자. 실제로 해보면 허리뼈의 전만이나, 척추의 정렬을 유지하기 매우 어려워, 허리의 중립상태를 제대로 만들기가 힘들다. 이때는 팔꿈치를 선반 바닥에 대고 포복 자세로 기어가면서 체중을 분산시키면 허리뼈에 가해지는 부하를 줄일 수 있다.

선반 작업 시에 가장 허리에 좋지 않은 작업은 그림 82처럼 낮은 선반에 물건을 넣고 빼는 일이다. 마트에서 진열작업을 하는 분들은 쪼그려 앉아서 선반의 물건을 정리하다가 허리통증이 왔다고 하는 경우가 많다. 그럴 때는 무릎을 굽히고 허리의 중립상태를 유지하며, 가능한 한쪽 무릎을 꿇은 상태로 작업하려 노력해야 한다.

사다리 작업할 때

사다리 작업 중에도 허리통증이 발생하지만 사다리 작업에서 무엇보다 중요한 것은 추락사고를 방지하는 것이다. 추락사고의 상당수는 척추뼈 몸통 압박골절을 동반하기 때문에 추후 기능 장애가 발생할 수 있으므로 주의해야 한다.

추락을 방지하기 위해서는 먼저 사다리를 놓을 때 사다리 발과 벽면까지 거리가 높이의 1/4쯤 되는 것이 가장 안정적이다.

가. 사다리에 올라갈 때

허리통증이 있는 분들, 특히 디스크성 통증이 있는 분들은 사다리에 올라갈 때 아픈 경우가 있다. 통증이 발생하는 이유는, 첫 번째로 체중을 위로 이동시킬 때는 수직 부하가 발생할 것이고, 두 번째는 한 발씩 올릴 때 생기는 외측 굴곡이 주된 원인이다.

수직 부하를 줄이기 위해서는 먼저 사다리에 올라갈 때 무거운 물건을 들고 올라가지 않는 것이 좋으며, 양손, 양발 중 적어도 3개는 항상 사다리에 밀착된 상태로 올라가야 안전하다. 강한 힘으로 팔을 당기면서 올라가면 허리에 걸리는 수직 부하를 감소시킨다.

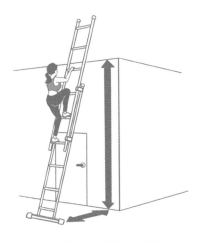

그림 83 **사다리 작업의 유의사항**

안전한 작업을 위해 사다리는 바닥 대 벽면의 길이가 1대 4 정도가 되는 것이 가장 안정적이다. 가능하다면 사다리 위쪽에 여유 공간을 남겨두는 것이 좋다. 허리통증의 완화 및 안전을 위해 반드시 몸의 세 부분은 사다리에 반드시 붙어 있어야 한다.

외측 굴곡의 방향은 자세에 따라 일관되지 않고 다양할 수 있으나, 빠르게 올라간다면 반복적인 디스크 압박을 유발한다. 만약 특정 발이 먼저 올라갈 때 통증이 있다면 반대의 발로만 올라가는 것이 통증 완화의 요령이 필요하다. 예를 들어, 오른쪽 발이 먼저 올라갈 때만 통증이 발생한다면, 왼쪽 발을 올리고 오른쪽 발은 따라가는 식으로 사다리의 끝까지 올라가는 것이 좋다.

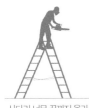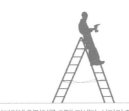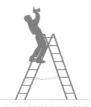

사다리 너무 끝까지 올라
가서 작업하면 무게중심이
흐트러지기 쉬워 추락의
위험이 커진다.

사다리에 엉덩이를 기댄 자세다. 사다리 작업 시, 항상
배 쪽을 기대야 한다. 엉덩이를 기대면 사다리를 잡고
중심을 잡으면서 안정감 있게 작업하기 어렵고, 유사시
에 추락을 막기 위해 손으로 버티는 것도 불가능하다.

사다리의 위치가 맞지 않아
위쪽이나 뒤쪽 작업을 하면
허리가 과전만 될 수 있으
며, 추락의 가능성도 있다.

그림 84 **사다리 작업 중 좋지 않은 자세**

나. 사다리 위에서 작업할 때

사다리 위에서 작업을 진행할 때 가장 사고가 발생하기 쉽다. 사고의
방지를 위해 사다리 끝까지 올라가지 말고 몇 칸을 남겨두고 올라가서 일
하는 게 기본이다.

추락의 예방 및 자세의 안정성을 위해 보통 사다리에 배를 댄 상태로
작업을 할 때가 많다. 그럴 때 작업하는 곳보다 사다리의 위치가 너무 앞
쪽이면 허리뼈가 과전만되어 허리통증이 발생할 수 있으므로 주의한다.

또한, 사다리에 올라간 상태로 옆쪽에 있는 위치로 팔을 뻗어서 일할
때는 반대쪽 손은 사다리의 옆 부분을 꽉 잡아야 한다.

다. 사다리에서 내려올 때

사다리에서 내려올 때는 올라갈 때와 비슷하지만 기억해야 할 중요한
내용이 있다. 마지막 칸에서 바닥에 내려올 때 뛰어서 내려오면 안 된다.
10cm, 20cm 정도는 괜찮겠지 하면서 뛰어내리다가 허리통증이 생기는
경우가 있다.

계단 오르내릴 때

직업의 특성상 온종일 계단을 오르내리는 분들이 있다. 대부분 무릎 통증을 호소하여 병원에 내원하는 분이 많지만, 적지 않은 경우에서 허리통증이 동반되기도 한다.

계단을 오르내릴 때 가장 중요한 것은 수직 부하를 줄여야 하는 것이다. 그러기 위해서 계단을 오르내릴 때 바른 방법으로 다녀야 한다. 평소에 계단을 잘 걸어 다니는데 무슨 걸어 다니는 법까지 배워야 하나 하고 의문을 가질 수 있다. 하지만 간단한 요령으로 무릎과 허리의 충격을 감소시킬 수 있다.

계단을 오르내리는 방법을 논하기 전에 가장 먼저 해야 할 일은 손잡이를 잡는 일이다. 손잡이를 잡으면 몸의 균형을 잘 잡을 수 있고 순간적으로 몸이 휘청하는 현상을 줄여준다. 또한, 올라갈 때는 손잡이를 당기면서 올라가면 다리의 부담이 덜어진다.

두세 개의 계단을 한꺼번에 올라가거나 내려가는 것은 절대로 하면 안 되는 행동으로, 무릎과 허리에 작용하는 충격량이 커지므로 계단은 반드시 한 칸씩 이동해야 한다.

앞에서 충격량과 충격력에 관해 설명한 적이 있는데, 계단을 오르내릴 때 충격량은 고정되므로 충격력을 줄이기 위해서는 충돌 시간을 늘려야 한다. 충돌 시간을 늘려줄 수 있는 부분이 발 아치 부분을 지지하는 족저근 및 족저근막, 종아리 근육, 그리고 허벅지 근육이 있다. 이 근육들 가운데 일차적으로 작용하는 족저근막과 종아리가 제일 중요하다.

계단을 오르내릴 때 발의 뒤꿈치가 먼저 닿게 되면 충격 시간이 짧아져 바로 무릎과 허리에 직접적인 충격이 가해진다. 발뒤꿈치가 아니라 발끝을 사용하여 계단을 다녀야 한다는 것이 가장 핵심적인 내용이다.

가. 계단을 올라갈 때

올라갈 때 무릎과 허리의 충격을 줄이기 위해서는 종아리 근육의 도움을 받아야 한다. 올라갈 때 일단 발끝 1/2 정도나 2/5 정도를 걸친 상태로 걸음을 시작하고, 반대쪽 발을 다음 계단으로 올리면서 원래 디딤발의 종아리 근육을 늘려준다. 종아리 근육이 늘어나면서 완충작용을 해주는 원리이다. 이때 종아리 근육은 이완되어 늘어나 있는 상태이므로 다음 걸음을 할 때 충분한 수축이 일어나 추가 근력을 제공한다.

계단 잘 올라가는 법 : 수직 부하 감소 시키기(그림 85)

1. 한 발을 끝의 1/2이나 2/5 정도만 계단에 걸친다.

2. 다른 발을 올리면서 먼저 올리고 있던 다리의 종아리 근육을 최대한
늘려준다.(완충작용)

3. 종아리 근육을 다시 수축시키면서 다음 계단으로 올린다.

* 종아리 근육을 늘리는 것이 익숙하지 않거나 잘 안된다면 발을 끝부분 1/4 정도만 디디면 체중에 의해 자연
스럽게 뒤꿈치가 아래로 내려가며 동작이 만들어진다.

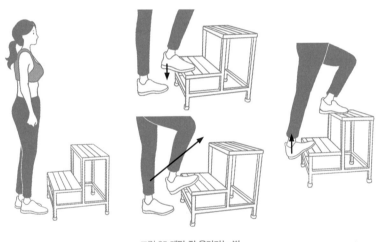

그림 85 계단 잘 올라가는 법

나. 계단 내려갈 때

내려갈 때의 무릎과 허리의 충격을 줄이기 위해 중요한 것은 발을 디딜
때 발의 앞부분부터 먼저 닿게 하고, 이어서 뒤꿈치를 서서히 낮추면서
닿는 부위를 늘려나가 발바닥 전체가 밀착되게 하는 것이 디디는 동작의

완성이다. 이때 종아리 근육이 발목을 펴진 위치에서 중립위치로 만들면서 충격을 완화한다. 아직 내려오지 않은 반대 다리의 무릎은 먼저 내려간 발의 발바닥이 닿는 동안 적절한 속도로 굽히며 자연스럽게 체중을 이동시킨다. 반대 다리의 무릎을 충분히 굽힐수록 허리에 가해지는 충격이 줄어든다. 뒤꿈치가 먼저 닿게 되면 '쿵' 하는 충격이 무릎과 허리에 바로 전달 된다.

계단 잘 내려오는 법 (그림 86)

1. 양쪽 무릎을 굽힌 상태로 시작한다.

2. 한쪽 발을 앞쪽부터 닿게 내딛는다.

3. 반대쪽 무릎을 최대한 천천히 굽히면서 내딛은 발바닥 전체가 닿을 때까지 굽힌다.

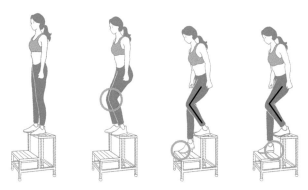

그림 86 **계단 잘 내려오는 법**

계단 내려오기에서 중요 포인트는 두개다. 하나는 양쪽 무릎을 굽힌 상태로 시작하는 것(원)과 한 발을 내딛을 때까지 다른 발의 무릎을 최대한 굽히면서 충격을 완화하는 것이다. (선) 또, 발은 앞쪽부터 디딘 후 닿는 면적을 늘려 전체 발바닥이 닿게 해야한다

다. 종아리 근육과 족저근막의 유연성이 핵심

계단을 올라갈 때는 종아리가, 내려갈 때는 무릎과 발목이 완충작용을 한다. 그러므로 바른 자세를 하기 위해서는 넙다리네갈래근, 종아리 근육과 족저근막의 유연성과 종아리 근육의 충분한 근력이 필요하다. 그러기 위해서는 시간이 날 때마다 종아리 근력 강화 운동 및 스트레칭을 해주면 좋다.

1) 종아리 근막 이완 : 마사지볼이나 폼롤러로

① 바닥에 앉아서 다리를 펴고 종아리를 폼롤러나 마사지볼(massage ball) 위에 올린다.

② 마사지볼이나 폼롤러의 크기는 발뒤꿈치가 바닥에서 떨어질 정도가 돼야 한다. 높이가 낮다면 다른 물

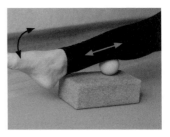

그림 87 **종아리 근막 이완**

건으로 받쳐 뒤꿈치가 바닥에 닿지 않도록 한다.

③ 빨간색 화살표처럼 다리를 앞뒤로 움직이며 종아리 근육의 근막을 골고루 자극한다.

④ 마사지볼이나 폼롤러의 위치를 고정한 후 발목을 까만색 화살표처럼 올렸다 내렸다 하면서 근막에 자극을 준다.

⑤ 15회를 한 세트로 하여 3세트를 반복한다.

⑥ 반대쪽 다리도 같이 반복해준다.

2) 종아리 스트레칭 : 벽잡고 스트레칭

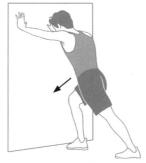

그림 88 종아리 스트레칭

① 손바닥을 벽에 붙인 후 양쪽 발을 앞뒤로 벌린다.

② 뒷발의 뒤꿈치는 바닥에 붙인다.

③ 앞쪽 다리의 무릎을 천천히 굽히면서 종아리가 당기는 느낌이 나는
지 확인한다.

④ 5~10초간 유지한다.

⑤ 10회를 한 세트로 3세트 반복해준다.

⑥ 반대쪽 다리도 같이 반복한다.

3) 종아리 스트레칭 : 스트레칭 보드

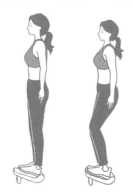

그림 89 **스트레칭 보드**

그림 90 **스트레칭 보드를 이용한 종아리 및
족저근막 스트레칭**

왼쪽 그림처럼 서 있는 것만으로 종아리 스트레칭
이 되는 효과가 있다. 스트레칭의 강도를 높이기
위해서는 오른쪽 그림처럼 무릎을 살짝 더 굽힌다.

벽을 잡고 하는 스트레칭이 익숙하지 않으면 스트레칭 보드를 이용하는 걸 추천하고 싶다. 스트레칭 보드에 올라가서 서 있기만 해도 간편하게 종아리 근육 스트레칭이 가능하다. 각도를 조절할 수 있는 제품을 선택하는 것이 좋고, 통증이 과도하게 느껴지지 않고 적당한 자극이 올 정도로만 각도를 조절한다. 발목에 통증이 온다면 각도를 낮추는 것이 좋다. 뒤로 넘어지지 않게 벽에 기댄 상태로 운동한다. 한 번에 10초에서 15초 정도 유지한다. 기본 10회 1세트로, 3세트 반복해준다.

4) 종아리 근력 강화 : 스탠딩 카프 레이즈(standing calf raise)

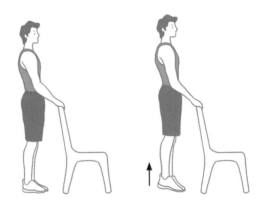

그림 91 **스탠딩 카프 레이즈**(standing calf raise)

① 의자를 두 손으로 잡고 발을 골반 넓이로 벌린다.
② 뒤꿈치를 최대로 들 수 있는 정도의 반만 들고난 후 3초간 정지한다.
③ 뒤꿈치를 천천히 내린다.
④ 10회를 한 세트로 3세트 반복한다.

5) 종아리 근력 강화와 스트레칭을 동시에 : 계단이나 보도블록

특별한 장비 없이 종아리 근력 강화와 스트레칭을 동시에 하는 방법은
계단이나 보도블록에서 하는 운동이다.

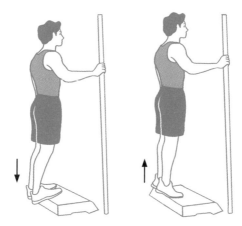

그림 92 **종아리 스트레칭과 근력 강화를 동시에**

① 계단이나 보도블록에 올라가서 앞꿈치만 걸친다.
② 뒤꿈치를 천천히 아래로 내리면서 종아리가 스트레칭 되게 한다.
③ 가장 낮은 지점에서 5~10초간 유지한 후 천천히 원래 위치로 돌아
   온다.
④ 10회를 한 세트로 3세트 반복한다.
⑤ 종아리를 올릴 때는 '스탠딩 카프 레이즈'와 같은 방법으로 진행한
   다.

※ 주의 : 중심을 잃을 수 있으니 손잡이가 있으면 잡아 주고, 없다면 막대기와 같은 것으로 지지하여
넘어지지 않도록 주의하자.

산이나 경사로를
오르내릴 때

때에 따라서는 비탈길을 오르내리면서 일해야 하는 일도 있다.

산이나 경사로에 올라갈 때와 내려올 때의 자세는 다르다. 균형을 잡기 위해서 올라갈 때는 상체가 약간 굴곡되고, 내려올 때는 신전되는 양상을 보인다. 그렇기 때문에 경사로나 비탈길을 다닐 때는 몸의 중심을 잡기

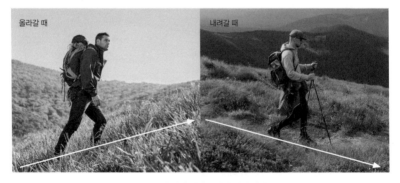

그림 93 **올라갈 때와 내려갈 때의 차이**

위해 상체의 체중이 경사면의 높은 쪽으로 이동해야 한다. 즉 올라갈 때는 앞으로 숙이고, 내려올 때는 뒤로 기울여야 한다.

척추관 협착증이 있는 경우에는 허리가 굴곡되면 증상이 완화되므로 올라갈 때 통증이 완화될 수 있다. 척추관 협착증에 척추사이구멍의 협착이 동반된 경우도 많은데, 그런 경우 내려올 때 허리가 신전되며 척추사이구멍이 좁아질 수도 있다. 또, 척추관 협착증 환자들은 추간판 탈출증을 함께 앓는 경우가 흔하므로, 올라갈 때와 내려올 때 모두 허리통증이 악화할 위험성이 있다.

따라서, 허리통증이 있을 때 등산은 좋은 운동이 아니다. 앞에서 언급했듯, 허리에 부담이 가는 자세로 몇 시간 동안 걷는 행위가 좋을 수가 없다. 그렇기 때문에 일반적으로 병원에서는 허리통증에는 등산보다는 주로 평지를 걷는 동작이나 수영 등을 권한다. 실제로 평소에 허리가 좋지 않던 분이 등산 이후에 디스크가 파열되는 경우를 외래에서 종종 보인다.

가. 내려갈 때

내려갈 때는 특히 수직 부하를 심하게 받는데 장시간 반복해서 수직 부하가 가해진다면 디스크에 좋지 않다는 것은 당연하다. 수직 부하를 줄이는 가장 간단한 방법은 보폭을 줄이는 것이다. 보폭이 넓어지면 그에 비례해서 체중이 이동하는 높이도 커지기 때문이다. 또, 안전을 위해 안전화나 등산화를 신을 때가 많은데, 그런 종류의 신발은 바닥이 딱딱한 재질로 되어 있으므로, 수직 부하를 줄이기 위해 약간의 쿠션 역할을 해줄 수 있는 깔창을 끼는 것도 미약하지만 도움을 준다. 경사가 급한 곳은 사선으로 내려오는 것도 충격을 줄이는 방법 중 하나다. 비스듬하게 내려오면 한걸음에 내려오는 높이가 낮아지기 때문이다.

목뼈의 위치는 될 수 있으면 중립을 유지하려고 노력하고 시선만 최대한 아래로 내려보면서 지면을 확인해야 한다. 목과 등이 구부정할 경우 허리도 정렬이 흐트러지기 때문이다

등산지팡이는 꼭 쓰는 것이 좋은데, 크게 세 가지의 효과가 있다. 첫 번째는 무게의 감소에 효과적이다. 척추에만 전적으로 실리는 상체 무게를 팔을 통해 분산시키게 된다. 두 번째는 내려올 때 생기는 과도한 허리의 신전을 무게중심의 이동으로 완화가 가능하다. 세 번째는 몸의 중심이 흐트러지며 순간적으로 휘청대는 순간을 줄여줌으로써 척추 보호에 큰 역할을 하기 때문에, 등산지팡이는 반드시 사용하도록 한다.

경사면(산)을 내려갈 때는 계단을 내려올 때와 유사한 점이 많다. 무릎을 약간 굽힌 자세가 기본이고, 경사면을 다 내려갈 때까지 이 상태를 유지한다. 하지만 경사면은 계단과 달리 디디는 면 자체가 수평이 아니라 기울어졌다. 계단을 내려갈 때처럼 앞꿈치부터 닿게 하기 힘들고, 그렇게 하더라도 발바닥 전체가 동시에 닿기 때문에 수직 부하를 줄이기가 힘들다. 결국, 과한 충격이 가해지지 않도록 반대편 무릎을 충분히 굽혀 발이 가볍게 닿게 하는 것이 핵심이다.

먼저 내려가는 다리의 발등을 최대한 올려 발바닥이 수평에 가깝게 만든다. 그 상태로 반대편 무릎을 굽혀 가볍게 뒤꿈치를 지면에 디딘다. 이어서 서서히 뒤쪽부터 시작해 발바닥 전체가 지면에 닿도록 만드는 일 까지가 한 걸음에 해당한다. 다음 걸음이 완료될 때까지 '약간 굽힌 무릎 자세'를 유지한다.

뒤꿈치부터 먼저 디딘 후 점점 발바닥 전체를 지면에 닿게 하는 방법은 크게 두 가지의 장점이 있다. 먼저 발목과 종아리 근육의 작용으로 디딜 때의 충격력을 줄일 수 있다는 것이고, 그로 인해 무릎과 허리의 부담이

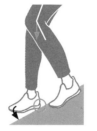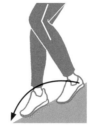

그림 94 **등산 시 하산하는 법**

1 강한 충격이 가지 않도록 반대편 무릎을 충분히 굽힌다.

2 뒤꿈치부터 지면에 접촉한다. 이때 발바닥이 거의 수평이 될 정도로 발등을 위로 올린 상태로 디딘다.

3 발등을 천천히 지면으로 내려 발바닥 전체가 지면에 닿게 한다. 이때 체중 이동이 자연스럽게 이루어질 수 있도록 반대편 무릎을 적당한 정도로 굽힌다.

4 여기까지 완료되었으면 똑같은 동작을 반복한다.

줄어든다. 또한, 발등을 올림으로써 발목이 마치 깁스(부목, cast)를 한 것처럼 단단하게 만들어진 채로 지면에 닿기 때문에 발목 염좌(sprain)의 위험을 줄일 수 있다. 대부분 하산할 때의 발목 염좌는 발목의 긴장이 풀린 채 발을 디디는 순간에 발생하기 때문에 애초에 발목을 튼튼히 지지한 상태로 지면에 접촉하고 이어서 발등을 내려주면 발목 부상의 위험을 많이 줄일 수 있다.

나. 올라갈 때

올라갈 때는 내려갈 때와 반대로 생각하면 된다. 높은 곳으로 이동하기 위해 상체의 체중을 먼저 앞으로 이동해야 하므로, 허리뼈는 보통 굴곡된다. 허리가 숙어지는 것으로 인해 통증이 발생한다면 데드리프트 동작을 하는 것처럼 힙힌지를 이용하면 된다. 힙힌지를 위해 조금은 기다란 배낭을 메는 것도 고려해보자. 내려갈 때와 마찬가지로 등산지팡이를 이용하여 체중을 분산시키면서 보폭은 가능하면 작게 내딛는 게 좋다.

가방을 메고 있을 때는 무거운 짐은 될 수 있는 대로 위쪽으로 올려야 한다. 시소의 원리를 생각해보면, 배낭의 위쪽 부분이 몸의 중심에 가깝기 때문이다. 또한, 가방의 끈은 될 수 있는 대로 꽉 매어 몸에서 떨어지지 않게 한다.

경사로나 산을 다닐 때 고려사항은 울퉁불퉁한 길이 많다는 사실이다. 그런 길로 다니다 순간적으로 자세가 흐트러진다면 척추의 회전변형이 일어날 수 있다.

급성 허리통증이 있는 상태에서 어쩔 수 없이 경사로나 산을 다녀야 한다면 허리뼈 쪽에 단단한 지지대가 있는 허리보호대를 착용하자.

컨베이어 벨트에서
일할 때

컨베이어 벨트에서 일할 때나 서서 테이블에서 일할 때 가장 중요한 것은 시소의 원리에 따라 최대한 몸을 벨트에 붙이는 것이다. 몸에서 가까워지면 허리의 부담이 줄어든다는 점은 앞에서 수차례 강조했기 때문에 잘 이해하리라 생각한다.

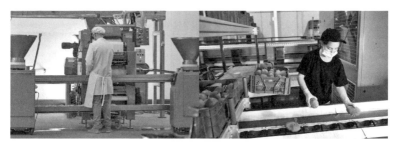

그림 95 다양한 컨베이어 벨트 작업들
컨베이어 벨트의 구조는 매우 다양하지만, 허리나 목에 안 좋은 자세를 만드는 점은 같다.

또한, 작업의 종류에 따라 가능하지 않을 수도 있지만, 상체의 일부분이라도 기댈 수 있는 곳이 있다면 기대어 체중을 분산해야 한다. 벨트 위의 무거운 물건을 옮길 때 한 손으로 옮긴다면 다른 손으로 지지를 한 상태에서 하는 것이 좋으며, 양손을 동시에 써야 할 때는 배나 전흉부를 기대야 한다.

벨트나 테이블 아래쪽이 막혀있지 않고 공간이 충분하다면 한쪽 발을 약간 내밀고 반대쪽은 뒤로 빼는 것이 허리뼈 후만을 완화하는 데 도움이 된다. 작업대의 높이가 너무 낮거나, 아래 공간이 없다면 설거지할 때처럼 다리를 좌우로 벌리는 것도 해볼 만한 자세다.

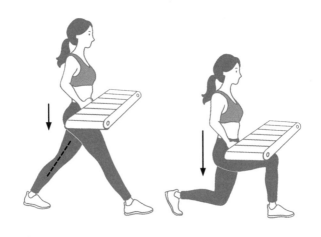

그림 96 **컨베이어 벨트에서 일하는 자세**

그림 96을 보자, 왼쪽 그림은 한 발을 뻗어 엉덩관절을 신전한 자세다. 이 자세는 상체를 숙였을 때, 골반의 회전을 억제하여 허리뼈 전만이 풀리는 것을 억제할 수 있다. 또, 다리를 많이 벌릴수록 몸의 중심이 전체적으로 낮아지면서, 척추 굴곡의 정도가 감소한다. 만약 안전에 문제가 없다면, 배 일부분을 기대 상체 무게를 분산시키면 좋다. 추가로 일하는 도

중 수시로 오른쪽 그림의 런지 자세를 취해주면, 허리 부담을 줄이고, 디스크의 혈액순환을 증가시킬 수 있다. 넙다리네갈래근과 엉덩이 근육 강화는 덤이다.

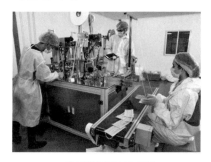

그림 97 앉아서 일하는 경우

대부분의 작업 환경은 업무의 효율성만을 추구하며, 일할 사람의 자세는 고려하지 않는다. 컨베이어 벨트에서 앉아서 일할 때도 많은데, 의자와 작업대와의 거리를 최대한 붙이고, 의자의 높이를 충분한 정도로 낮추는 것이 도움된다. 위의 그림에서도 의자의 높이가 더 낮춰야 한다. 또한, 쐐기 모양의 방석을 사용하는 것도 생각해볼 수 있다. 팔꿈치를 기댈 수 있다면 상체의 무게를 분산시키기 위해 기대는 것이 낫다. 앉아서 일하는 자세는 다음 단원에서 더 다루고자 한다.

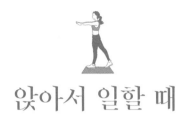

앉아서 일할 때

현대인들은 과거보다 장시간 앉아서 일하는 경우가 많다. 2017년 보건 복지부 통계에 의하면 우리나라 사람은 하루 평균 8.2시간을 앉아서 지내는 걸로 나타났다. 낮에는 앉아서 업무를 보고 집에 와서도 소파에 앉아 있고, 이동할 때에도 자동차나, 지하철에 앉아 있는다.

이렇게 장시간 앉아 있으면 여러 가지 몸의 문제가 생긴다. 이를 의자병(sitting disease)이라고 하는데, 의자병은 특정 질환을 일컫는 것이 아니라 의자 생활을 오래 해서 생기는 우리 몸의 변화를 통칭해서 하는 말로 정식 의학용어는 아니다.

여러 연구에서 전신질환에 좌식생활이 안 좋다는 것은 많이 밝혀졌다. 오래 앉아 있을수록 암 발생이 높아지고 고지혈증 및 심혈관계 질환이 증가하며, 사망률이 올라간다.

앉아 있는 자세가 허리의 통증에 끼치는 영향을 두 가지 측면으로 접근해보면, 한 가지는 장시간 앉아 있으면 엉덩이 근육의 약화가 생긴다는 점이다. 이는 자세와 관련 없이 오래 앉아 있는 것만으로 유발된다. 또 다른 한 가지는 잘못된 자세로 후만이나 외측 굴곡이 생기면 디스크의 압력이 올라갈 수 있다는 것이다.

가. 의자에 앉아서 일하기

1) 바른 자세

의자에 앉아 있을 때 아프거나 장시간 앉아 있고 나서 후 통증이 생긴다면 먼저 앉아 있는 자세가 바른지 꼭 생각해야 한다. 어떤 자세가 올바른 자세인지 모르겠다면 일단 엉덩이를 의자의 가장 끝까지 붙여보자. 엉덩이가 앞으로 나갈수록 여러 문제가 발생한다.

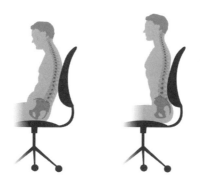

그림 98 **의자에 앉는 자세**
오른쪽 그림처럼 일단 엉덩이를 엉덩이 끝까지 밀어 넣은 상태에서 골반을 전방으로 회전하면 허리뼈의 전만을 유지할 수 있다.

2) 골반의 회전

서 있을 때와 마찬가지로, 앉아 있을 때도 허리뼈의 전만 상태를 유지가 가장 중요하다. 그러기 위해서는 골반의 전방 회전이 필요하다. 앉아 있을 때 힘을 빼고 가만히 있으면 골반이 후방으로 회전되려는 경향을 보인다. 따라서 의식적으로 힘을 주어 골반을 회전시킬 필요가 있으며, 이는 허리뼈 신전근 및 엉덩관절 굴곡근이 복합적으로 작용해야 한다. 평소 골반의 움직임에 대해 연습을 많이 했다면 쉽게 할 수 있다.

3) 허리 지지대(요추받침, 럼버 서포트, lumbar support)

허리 지지대는 전만을 유지하기 위해 허리 뒤쪽을 지지해주는 장치를 말한다. 앉은 상태에서 골반의 전방 회전 상태를 만들기 위해서는 근육의 지속적인 긴장이 필요하다. 즉, 힘을 주고 있어야 하는데, 짧게 힘을 주는 것은 얼마든지 가능하지만 오랜 시간 동안 힘을 지속해서 준다는 것은 쉽지 않다. 그러기 위해서는 충분한 근력과 근지구력이 필요하다.

아래 그래프(그림 99)를 통해, 허리지지대의 높이를 올릴수록 디스크의 압력이 감소한다는 사실을 알 수 있다. 아래 그래프에는 표현되지 않았지만, 허리 지지대의 높이가 지나치게 높으면 오히려 디스크의 압력이 높아지고, 허리통증이 악화할 것이다.

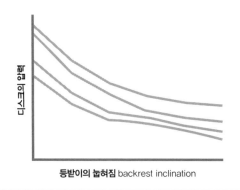

등받이의 눕혀짐 backrest inclination

그림 99 **허리 지지대의 효과 그래프**[13]

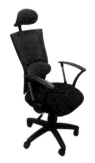

우리 몸의 근육으로 허리에 좋은 허리뼈 전만 상태를 만들지 않아도, 외부의 구조물로 자세를 만들어주면 비슷한 효과를 보일 것이다. 따라서 이런 도움을 주기 위해 허리 지지대를 사용하는 게 좋다. 최근 판매되는 컴퓨터용 의자나, 업무용 의자들은 장시간 같은 자세로 쓴다는 기본 전제하에 만들어진 것으로, 대부분 허리 지지대가 기본으로 붙어있다.

그림 100 **의자 구조**
기본적으로 허리 지지대가 장착된 경우가 많으며 팔걸이와 높이 조절 기능도 허리통증 완화를 위해 필요하다.

가) 허리 지지대의 위치

허리 지지대를 마련하는 게 전부가 아니다. 적절한 위치에 배지하는 게 중요하다. 일반적으로는 허리뼈 3-4번 사이가 적당하다 알려졌고, 이는 팔을 뒤로 돌렸을 때 아래팔의 위치 정도라고 생각하면 된다. 의자 바닥에서 약 19~26cm 정도에 해당하는 높이이며, 개인의 체형에 따라 달라질 수 있으므로 높이를 바꿔가며 가장 이상적인 위치를 찾아야 한다.

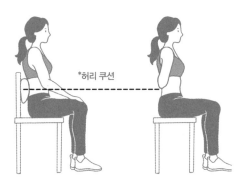

그림 101 **적절한 허리 지지대의 위치**
팔을 뒤로 돌렸을 때 아래팔의 높이 정도에 허리 지지대의 가장 높은 부분이 위치하는 것이 적당하다.

나) 허리 쿠션

의자 자체에 허리 지지대가 없는 경우에는 쿠
션을 이용하여 허리를 지지해줄 수 있다.

단, 쿠션으로 허리 지지대를 대체할 때는 높이
를 조절할 수 있거나 의자에 고정할 수 있는 제
품을 선택하는 것이 도움된다.

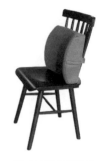

그림 102 허리 쿠션의 예

다) 커블체어

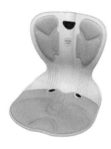 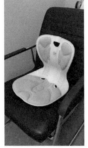

그림 103 커블체어(Abluestore.com)

허리 지지대를 대신해서 사용
할 수 있는 의자 보조기구 중에
는 좌식의자처럼 앉는 부분과 등
받이 부분이 일체형으로 된 제품
이 있는데, 좌식의자와 다른 점은
의자 위에 놓고 사용한다는 점이
다. 잘 사용한다면 간편하게 허리
뼈 전만 상태를 유지할 수 있다. 이런 제품을 사용할 때는 의자에 앉을 때
와 마찬가지로 엉덩이를 끝까지 밀어 넣어야 효과를 볼 수 있다.

4) 허리 지지대가 없거나 등받이가 없는 경우

의자 자체에 허리 지지대가 없거나 등받이가 없어서 허리 지지대를 놓
을 수 없는 경우에는 앞으로 약간 기울어진 쐐기 모양 방석(wedge cushion)
을 쓰는 게 좋다. 방석에 의해 골반이 전방으로 회전되고, 몸의 중심을 잡
기 위해 상체는 약간 뒤쪽으로 중심을 맞추므로 결국에 중립자세에 가까
운 허리뼈 전만 상태를 유지하게 된다. 단, 너무 방석의 각도가 가파른 경
우에 과전만이 될 수 있으므로 주의해야 한다.

비슷한 목적으로 흔히 사용하는 것이 말안장 모양의 의자(saddle seat chair, Bambach sattelsitz)이다. 의자의 특징은 앞쪽 부분의 폭이 좁아 다리를 내릴 수 있다는 것이다. 또, 어떤 제품은 안장이 앞으로 약간 기울어졌다. 다리를 내림으로써 엉덩관절이 신전되고, 허리뼈의 전만 유지에 도움된다. 서 있을 때 정도까지는 아니지만, 일반 의자에 앉아 있을 때보다는 허리에 훨씬 유리하다. 높이를 조절하여 반쯤 서 있는 자세로 사용한다면 허리통증의 완화에 도움을 준다. 이 의자의 높이를 낮춰서 앉으면, 장점을 전혀 활용하지 못하게 되므로, 충분한 정도로 높여서 써야 한다.

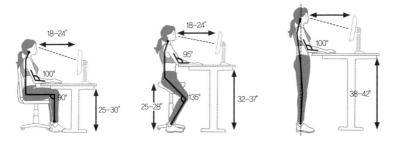

그림 104 **일반 의자에 앉았을 때, 말안장 의자에 앉았을 때, 서서 일할때**

그림 105 **말안장 모양의 의자(saddle chair)**

서서 일하는 경우 허리-넓적다리와의 각도가 대략 180도 전후이다. 이때, 허리뼈가 전만을 이루는 데 큰 어려움이 없다. 왼쪽 그림처럼 일반적인 의자에 앉아서 일하면 허리-넓적다리의 각도가 90도 전후가 되는데, 골반이 후방 회전하는 힘을 받으므로 허리 중립자세 유지에 불리하다. 업무의 특성상 서서 일하기가 힘들고 꼭 앉아 있어야 하는 경우, 말안장 모양 의자를 사용하게 되면 넓적다리를 더 내릴 수가 있어 허리와 넓다리의 각도를 135도 정도까지 넓힐 수 있다.

5) 의자를 바꿀 수 없거나 방석과 허리 지지대 모두 불가능할 때

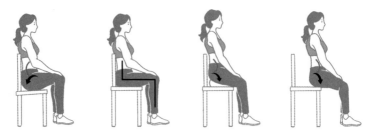

그림 106 의자에서의 허벅지 각도와 골반의 회전

피치못한 사정으로 의자를 바꿀 수 없거나, 방석, 허리 지지대 모두 사용이 어려운 경우가 있을거라 생각한다. 이럴 때는 허벅지 각도를 바꿔보는 것도 하나의 대안이다. 허벅지의 각도에 따라 허리의 부담이 달라진다. 허벅지가 내려가면서 골반의 전방 회전에 도움을 주어 허리뼈 전만을 만든다. 그림 106의 첫 번째 그림처럼 좌판이 위쪽으로 기울어져 있으면 골반이 후반으로 회전되므로 디스크의 압력이 올라간다. 세 번째 그림처럼 쐐기 모양의 방석을 이용하여 엉덩관절을 신전하거나, 네 번째 그림처럼 의자의 끝에 걸터앉아야 한다. 그림에는 없지만, 이때는 쿠션으로 허리를 받쳐준 후 앉는 것이 더 낫다. 단 쿠션마저 없다면 지속해서 힘을 주고 있어야 할 수밖에 없다.

6) 허리 지지 벨트(back support belt)

허리 지지대는 의자에 밀착해야만 효과가 있다는 단점이 있다. 허리뼈의 전만을 유지하기 위한 다른 장치로 허리 지지 벨트가 있다. 아직 이런 형태의 허리 지지대를 지칭하는 정식 용어가 없어, 보통 허리 지지 벨트(back support belt), 허리 보호 벨트(waist protection belt), 허리 자세 교정 벨트(lower back posture support belt) 등으로 혼용해서 지칭한다. 허리 지지 벨트는 허리와 무릎에 연결하여 사용하는데, 의자 등받이에 상체를 꼭 밀착하지 않아도 된다는 장점이 있다. 등받이가 없는 의자에 장시간 앉아야 할 때 유용하다.

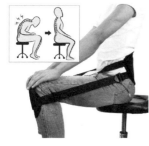

그림 107 **허리 자세 교정 벨트(lower back posture support belt)**

허리 지지대(복대)는 배를 둘러싸고 있어서 강하게 채우면 복압이 과도하게 증가하여 불편한 느낌이 든다. 허리 지지 벨트는 무릎에 고정되기 때문에 그런 문제가 원천적으로 발생할 수가 없다. 물론 단점도 있다. 벨트의 장력이 너무 세면 무릎의 움직임이 제한되어 다리가 불편하다. 그래서 시행한 한 연구[14]는 어느 정도 탄성이 있는 벨트를 사용한 제품도 비슷한 허리 보호 효과가 있다고 밝혔다.

7) 의자의 높이와 깊이

의자의 높이가 너무 높거나 낮을 때 안 좋은 자세가 되기 쉽다. 아래의 그림처럼 의자가 너무 낮으면 허벅다리가 올라가게 되어 허리뼈 후만이 되기 쉽고, 의자가 너무 높으면 발에 땅을 디디기 위해 끝에 걸터앉게 되어 마찬가지로 허리의 부담이 커진다.

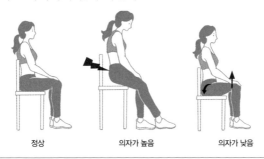

정상   의자가 높음   의자가 낮음

그림 108 **의자의 높이에 따른 자세**

바른 높이의 의자에 정자세로 앉으면 발바닥이 모두 땅에 닿고 정강이와 허벅지, 허리의 중심축이 모두 90도에 가까워진다.

의자의 깊이도 자세에 영향을 줄 수 있다. 일반적으로 사람은 등을 기대야 편하다고 생각하기 때문에 아래의 그림처럼 의자의 좌판이 깊으면 등을 기대면서 허리뼈 후만이 발생한다.

의자를 교체하거나 그림처럼 쿠션으로 깊이를 줄여주면 바른 자세를 만드는 데 도움을 준다.

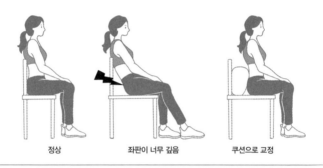

정상   좌판이 너무 깊음   쿠션으로 교정

그림 109 **좌판의 깊이에 따른 자세**

8) 작업대의 높이 조절이 중요

의자의 높이뿐 아니라 작업대(예, 책상)의 높이 조절도 중요하다. 작업대가 낮으면 상체가 전반적으로 앞으로 숙이게 되어 허리뼈 전만을 유지하기가 힘들기 때문이다.

허리를 위해서는 차라리 작업대가 일반적인 높이보다 약간 높은 게 좋을 수 있다. 이런 경우에 어깨 주변 근육과 승모근과 같은 목 주변 근육에 무리가 갈 순 있지만, 허리만을 생각했을 때 적당히 높은 게 낫다

9) 골반의 균형과 외측 굴곡과의 관계 – 방석을 깔거나 수건을 받쳐서 교정

골반의 좌우균형이 맞지 않는 경우 특정 디스크에 과도한 압력을 증가

시켜 통증이 유발될 수 있다. 골반과 허리의 정렬이 맞지 않을 때는 디스크뿐만 아니라 주변의 인대, 힘줄, 근육 등에 긴장을 유발한다.

　골반의 균형이 맞지 않으면 이차적으로 허리뼈의 측만이 생길 수 있다. 이를 교정하기 위해 의자에 앉아 있을 때는 내려간 골반 쪽 좌판에 수건이나 방석을 깔아 골반을 위로 올려줄 수 있으며 걸어 다닐 때는 뒤꿈치 깔창으로 골반의 높이를 맞출 수 있다.

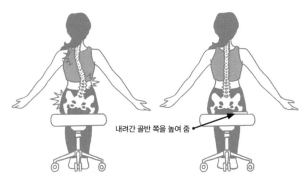

내려간 골반 쪽을 높여 줌

그림 110 골반의 불균형을 방석으로 교정

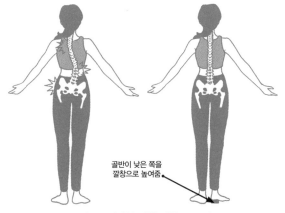

골반이 낮은 쪽을 깔창으로 높여줌

그림 111 골반의 불균형을 깔창으로 교정

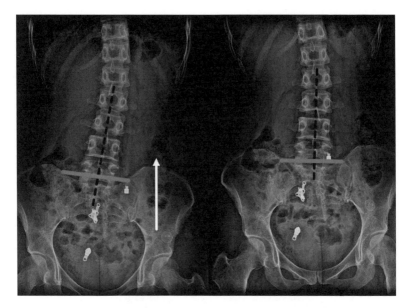

그림 112 골반의 높이 교정으로 척추의 정렬이 회복된 모습

의원에 내원한 31세 여자 환자로 만성 허리, 엉치통증이 있었다. 왼쪽 사진을 보면 골반의 균형이 맞지 않아 엉치뼈 바닥(파란선, base of sacrum)이 많이 기울어져 있으며 이로 인해 이차적으로 허리뼈 정렬(빨간선)도 틀어진 것을 볼 수 있다. 오른쪽 사진은 왼쪽 발에 깔창을 넣어 골반의 수평을 맞춰 준 것으로 허리뼈의 정렬도 개선된 것을 알 수 있다. 몇 개월간의 치료로 증상이 많이 완화됐다.

　　골반과 허리뼈의 정렬은 정도가 심하지 않을 때는 겉으로 보기만 해서는 정확히 파악하기 어려우므로, 방사선 촬영을 해서 보는 것이 가장 정확하다. 교정 이후에도 허리뼈-골반 사이의 균형이 맞는지 방사선 촬영으로 꼭 확인하는 것이 좋다. 하지만 모든 병·의원에서 골반-허리 균형에 관해 관심 두고 치료하는 건 아니므로, 이런 치료를 하는 곳을 따로 찾아보고 방문해야 한다.

　　골반의 균형이 흐트러졌다는 사실을 의심해 봐야하는 상황이 있다. 평소 다리를 꼬는 자세를 자주 하며, 특정한 다리를 올릴 때 더 편한 느낌을 받는다면 골반의 균형이 맞지 않아 한쪽으로 틀어져 있을 가능성이 크다.

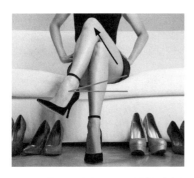

그림 113 한쪽으로만 다리를 꼰다면 척추 정렬이
흐트러진 상태를 의심해봐야 한다.

그림 113처럼 다리를 꼬면, 왼쪽 다리가 오른쪽 다리 위로 겹쳐졌으므로, 왼쪽 골반이 위쪽으로 올라간다. 이 경우 왼쪽 다리를 올리면 편한데, 오른쪽 다리를 올리는 게 불편하다면, 척추의 정렬이 왼쪽 골반이 올라가는 상태여야 더 바르게 되는 경우일 수 있다. 이럴 때는 왼쪽 엉덩이 밑에 수건이나 방석을 깔아보아 허리가 편해지는지 확인해야 한다.

10) 목 자세와 허리와의 상관관계

앉아 있는 환경에는 목의 자세가 허리에도 영향을 줄 수 있다. 책상에서 컴퓨터로 업무를 할 때 모니터의 높이가 너무 낮으면 고개가 숙어지며 거북목이 되고, 척추 전체가 후만이 되면서 허리에도 안 좋은 영향을 끼친다.

따라서 고개를 들고 책상에서 일하는 것은 목 건강뿐 아니라 허리 건강에도 중요하다. 컴퓨터를 이용한 작업을 많이 한다면, 외장용 모니터 받침대를 사용하거나 모니터 스탠드 자체의 높이를 올리면 좋다. 바른 자세로 정면을 응시한 자세에서 눈의 높이가 모니터 상부 1/3에서 1/2 사이 정도가 되는 것이 적당하다.

비슷한 논리로, 만약 책상의 높이를 조절할 수 있다면 평소보다 약간 더 높이는 것이 낫고, 장시간 독서를 할 때는 독서대를 반드시 써야 한다.

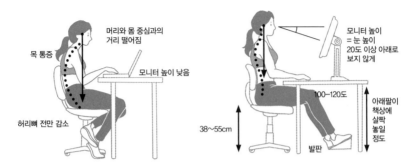

머리와 몸 중심과의 거리 떨어짐

목 통증

모니터 높이 낮음

허리뼈 전만 감소

모니터의 높이가 낮으면 머리와 몸 중심과의 거리가 멀어지고, 목뼈부터 허리뼈까지 전체 척추가 구부정하게 되어 목과 허리통증이 생긴다.

모니터 높이 = 눈 높이 20도 이상 아래로 보지 않게

100~120도

38~55cm

발판

아래팔이 책상에 살짝 놓일 정도

모니터를 시선 높이로 올리면 머리가 몸의 중심에 가까워지고 목 허리의 정렬이 더욱 안정된 상태로 유지된다.

그림 114 **바른 자세와 그렇지 않은 자세**

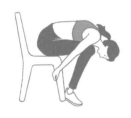

그림 115 **스트레칭을 가장한 디스크의 압력을 최대로 올리는 가장 안 좋은 자세**

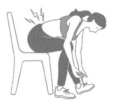

그림 116 **양말이나 신발을 신는 자세**
디스크성 허리통증이 있는 많은 분이 양말 신을 때의 통증을 호소한다. 바닥에서 허리를 굽혀 신으면 디스크의 압력이 올라간다. 오른쪽 그림처럼 발을 올려 두고 신으면 허리통증을 줄일 수 있다.

나. 바닥에서 일할 때

의자 없이 바닥에 앉아서 일하는 경우가 있고, 그런 일을 하는 도중이나 하고 나서 허리가 아픈 분들이 매우 많다. 통증클리닉을 운영하는 지역이 농촌이라, 농업에 종사하는 분들이 많다. 논농사의 경우 업무의 많

은 부분이 기계화로 줄어들었지만, 밭농사는 밭갈이 등 몇몇 일을 제외하고는 아직 일일이 사람 손으로 작업한다.

봄이 끝나 가면 들깨농사, 여름에는 쪽파, 가을이 되면 마늘과 양파 배추농사를 하고, 기타 등등 1년 내내 우리 어머님들은 밭일을 한다. 각 농작물을 수확할 시기가 되면 외래가 바빠진다. 대부분은 밭에서 무리하게 일하고 나서 아픈 분들이다.

1) 밭에서 일할 때 아픈 이유

만약 누군가가 허리를 아프게 하는 모든 자세를 다 모아 보라 한다면, 밭에서 일하는 모습을 보면 된다고 말하고 싶다. 바닥에 앉아서 상체를 앞으로 내밀고 앞쪽 땅에 호미질을 하거나 모종을 심을 때를 상상해 보자. 아무리 노력하더라도 허리뼈의 전만을 유지하거나 허리를 숙이지 않고 일하기는 매우 힘들어 보인다.

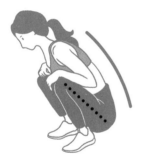

그림 117 **쪼그려 앉아서 일하는 자세의 문제점**
1) 엉덩이가 바닥에 닿지 않고 떠 있어 모멘트 증가
2) 엉덩관절이 최대로 굴곡하여 골반이 후방회전
3) 허리뼈의 전만이 유지안됨.

보통 엉덩이를 들고 쪼그려 앉은 자세로 일을 한다. 이 자세만 하더라도 엉덩관절이 굴곡되어 허벅다리와 허리뼈 사이의 각도가 줄어들고 이는 골반의 후방 회전을 일으켜서 허리뼈의 후만이 생긴다. 또, 바닥에 있는 물건을 들어 올리거나 무거운 물건을 안고 이동하는 등의 다른 많은 작업도 허리에 무리를 줄 수 있다.

2) 엉덩이 방석

작업의 특성상 쪼그려 앉아서 일할 수밖에 없을 때는 엉덩이 방석을 꼭 써야 한다. 밭일하는 어머님들은 대부분 엉덩이 방석을 사용하고 있다.

쪼그려 앉을 때는 하체와 상체의 모든 하중을 허리가 받게 되는데 엉덩이를 바닥에 닿게 하면 상체의 무게만 작용하므로 허리의 부담이 상당히 감소하게 된다.

그냥 쪼그려 앉을 때보다 엉덩이가 올라가면 허벅지와 바닥 사이의 각도가 낮아져 허리뼈가 후만되는 것을 억제하는 데 도움이 된다. 엉덩이 방석의 높이가 높아질수록 허벅지와 바닥의 각도는 더욱 감소하는데, 엉덩관절의 굴곡이 줄어들어 유리하지만 그렇다고 너무 과도하게 올리면 상체를 숙이는 정도는 오히려 증가하게 된다. 따라서 엉덩이 방석의 높이는 너무 높아서도, 낮아서도 안된다. 시중의 제품들도 다양한 높이로 판매하고 있으니 자신에게 적당한 높이를 맞게 구해야 한다. 추가로, 처음 엉덩이 방석을 사용하면 그림 118의 왼쪽 그림 같은 모습인데, 일할 때 허리부담을 더 줄이기 위해서는 가운데 그림처럼 무릎을 펴고, 엉덩관절의 굴곡을 완화하면 좋다. 허리 부담을 더 줄이고 싶다면, 오른쪽 그림처럼 한쪽 다리를 완전히 내리고, 반대쪽 무릎에 상체나 팔꿈치, 아래팔을 기대어 상체 체중을 분산시켜야 한다.

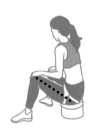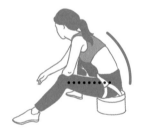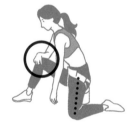

그림 118 **엉덩이 방석의 사용 요령**

엉덩이 방석만으로도 어느 정도는 허리통증을 줄일 수 있지만, 밭일의 특성상 상체를 과도하게 숙일 수밖에 없으므로 그 효과에는 분명한 한계가 있다. 엉덩이 방석을 쓴다고 하더라도 허리의 부담이 없어지는 것이 아니라, '줄어드는' 것임을 명심하자. 쪼그려 앉아서 일하는 상황 자체를 만들지 않는 것이 최선이다.

추가로 통증을 줄이기 위해 다음과 같은 방법을 제안한다. 쪼그려 앉은 상태에서 한쪽 다리를 뒤쪽으로 최대한 뺄 수 있을 만큼 뺀다. 이때 엉덩관절이 신전 될수록 좋다. 양쪽 다리를 모두 뒤로 빼면 좋겠지만 무게중심이 맞지 않아 불가능하다. 반대

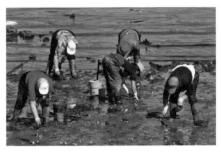

그림 119 갯벌에서 일하는 모습
허리에 좋지 않은 전형적인 자세이다. 엉덩이 방석을 사용하고 무릎을 굽힌다면 허리 보호에 큰 도움이 될 것이다. 상체의 무게를 분산하기 위해 팔꿈치를 무릎에 대고 있는 모습이 보인다.

쪽 무릎은 앞으로 내민다. 그리고 복부나 흉곽 등의 상체나 팔꿈치를 앞으로 내민 다리에 기댄다. 상체의 체중을 상당 부분 다리로 분산시켜 허리에 걸리는 부담을 줄일 수 있다.

한쪽 다리를 뒤로 빼는 이유는 골반의 후방 회전을 억제하여 허리뼈의 후만이 생기는 것을 일정 부분 줄일 수 있기 때문이다. 단, 후만이 감소하는 만큼 척추의 회전이 생기게 되는데, 회전변형 역시 디스크의 압력을 올리지만 후만에 비해서는 영향이 적다. 척추의 상태에 따라 오른쪽 발을 내밀 때는 안 아픈데, 왼쪽 발을 내밀 때는 아파지는 등 좌우의 차이가 발생할 수 있는데, 기존에 존재하는 회전변형의 방향이나, 추간판 탈출의 위치가 다양하기 때문이다. 이때에도 통증이 완화되는 자세를 택하는 것이 낫다.

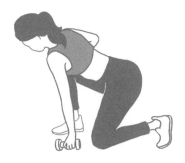

그림 120 쪼그려 앉아서 일하는 법
바닥의 물체를 주워 올릴 때와 마찬가지로 런지(lunge) 자세와 비슷한 자세가 좋다. 또, 일할 때
좌우 발을 수시로 바꾸거나 다른 자세로 계속 변화를 주어야 한다.

물론 이 자세도 장시간 유지한다면 디스크의 손상이 발생할 위험은 있으므로 작업 도중에 다리 방향을 수시로 바꾸어 주어야 한다.

3) 바닥에 앉아서 있을 때

밭일할 때와는 다르게 바닥에 앉아만 있는 경우는 상체를 숙이지 않아도 되므로 훨씬 허리에는 유리하다. 주로 좌식으로 된 식당에서 밥을 먹을 때 흔히 경험할 수 있는데, 허리에 힘을 주고 바르게 앉아

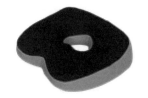

그림 121 쐐기 모양의 방석

있으면 통증이 감소하지만, 식사의 시간이 길어진다면 허리 신전근의 피로도가 높아져서 자세가 무너지게 된다. 이때 통증을 완화하는 간편한 방법이 있다. 방석 두 개를 겹치거나 방석이 1개밖에 없다면 접은 후에 끝에 걸터앉으면 된다. 골반이 전방으로 기울어지기 때문에 적은 힘을 주고도 허리뼈 전만의 유지가 가능하다.

또한, 무릎이 아프지 않다면 무릎을 꿇고 앉아 있는 것도 통증 완화의 방법 중 하나다. 원리는 방석 끝에 걸터앉을 때와 같다. 시중에는 이런 원

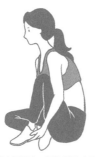

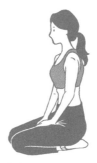

엉덩관절이 굴곡되고 척추 전체가 구부정하게
앉는 허리에 안 좋은 자세이다.

무릎을 꿇은 자세로 발을 엉덩이 아래에 깔고 허리는
편 자세로, 허리에는 편할 수 있으나 무릎이
과도하게 굴곡되므로 무릎에는 좋지 않다.

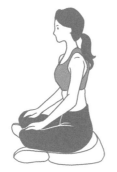

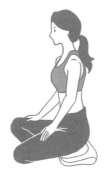

쐐기 모양의 방석을 이용하여 엉덩관절 굴곡 정도를
줄이고 엉덩이 높이 올려준 자세이다. 허리통증
완화에 도움을 준다.

쐐기 모양의 방석이 없으면, 방석 두 개를 겹치거나
하나를 반으로 접어 끝에 걸터앉을 수 있다.

그림 122 바닥에 앉는 여러 가지 방법

리를 적용하여 처음부터 엉덩이 부분이 높고 무릎 부분이 낮은 기울어지
게 만든 방석도 판매한다.

또 다른 방법은 좌식의자를 사용하는 것이다. 앞에서 장시간 허리뼈의
전만을 만들기 위해 허리에 힘을 주다 보면 근육의 피로가 발생하여 자
세가 흐트러진다고 언급한 적 있다. 등받이가 있으면 허리뼈의 전만을 만
들기 위해 허리 근육의 '지속적인 긴장'이 필요하지 않다. 좌식의자에 앉

아 있기만 하다고 허리에 좋은 자세가 되는 것도 아니다. 먼저 엉덩이를 최대한 좌식의자 끝까지 밀어 넣고 상체를 약간 뒤로 젖히면 허리 부분이 지지가 되면서 허리뼈의 전만을 쉽게 얻을 수 있다. 허리가 가장 편안한 상태가 되기 위해 얼마만큼 상체를 기울여야 하는지 찾은 다음, 그 상태를 유지해야 한다.

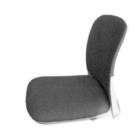

그림 123 **좌식의자**

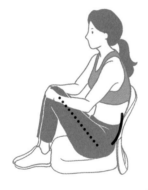 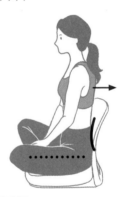

그림 124 **좌식의자**
좌식의자를 쓰기만 한다고 바른 자세가 되는 것이 아니다. 왼쪽 그림과 같이 앉으면 그냥 바닥에 앉을 때와 큰 차이가 없고, 허리의 부담은 여전하다. 오른쪽 그림처럼 허벅지는 최대한 내리고, 엉덩이는 좌판에 붙이고, 등을 아주 약간 뒤로 젖혀 좌식의자의 허리 지지대에 허리를 밀착시켜야 한다.

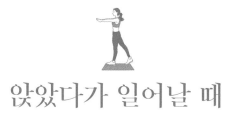

앉았다가 일어날 때

외래에서 디스크성 통증이 있는 분들은 공통적으로 앉았다가 일어날 때나 의자에 앉으려고 할 때 통증이 심하다고 호소한다. 생체역학적으로는 앉았다가 일어나는 자세에서 디스크의 압력이 올라갈 수밖에 없다. 디스크 환자가 앉았다가 일어날 때를 주의하여 살펴보면, 대부분은 바른 자세와 거리가 멀었다.

가. 앉았다가 일어나는 과정의 생체역학적 분석

일반적으로 앉았다 일어나는 과정을 쪼개서 살펴보자. 의자에서 일어나기 위해서는 먼저 우리 몸의 무게중심을 의자의 앞으로 이동시킨다. 상체는 뒤에 있고, 하체는 앞에 있으므로 무게중심을 이동하지 않고 다리를 펴면 발이 앞으로 들리게 될 뿐 의자에서 일어날 수 없다. 몸을 앞으로 밀어내면 무게의 중심이 앞으로 향한다. 이 과정은 상체를 숙이기 때문에 이루어진다. 그 이후에 무게중심이 발의 위치와 비슷하게 될 정도로 상체를 충분한 정도까지 숙이고 나면 다리에 힘이 들어가면서 엉덩이가 좌판에서 살짝 뜨게 된다. 그때 무릎을 펴고 엉덩관절을 펴서 일어선다.

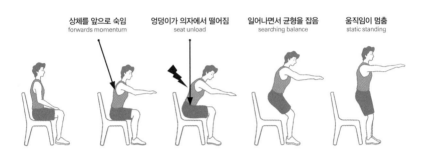

상체를 앞으로 숙임 엉덩이가 의자에서 떨어짐 일어나면서 균형을 잡음 움직임이 멈춤
forwards momentum seat unload searching balance static standing

1. 시작기(initiation) : 상체를 앞으로 2. 상승기(ascending) : 엉덩이가 좌 3. 안정화기(stabilization) : 신전의 동
   숙이는 시기   판에서 떨어지면서 무릎과 엉덩관절   작이 마무리되고 바로 서는 단계
                                        을 펴는 시기(신전)

그림 125 앉았다가 일어나는 과정

허리통증과 관련해 살펴보면, 시작기에 허리를 숙이는 동작에서 허리뼈의 후만이 생기기 시작하므로 디스크의 압력이 올라간다. 가장 심한 통증은 상승기에 엉덩이가 좌판에서 떨어지는 순간에 발생한다.

상체를 숙이기만 할 때는 척추 세움근만 긴장 상태를 유지하지만, 엉덩이를 바닥에서 띄우기 위해서는 둔근(볼기근) 및 허리-골반 주변 근육, 넙다리네갈래근이 함께 수축해야 한다. 이 과정에서 허리에 걸리는 부하가 급격히 증가한다. 엉덩이가 뜨는 과정을 생체역학에서는 상체 모멘텀(momentum)이 전신 모멘텀으로 바뀐 것이라고 이야기한다. 이는 상체 무게만 허리에 작용하다가, 상·하체 모두 영향을 주는 상태로 바뀐 것을 의미한다. 앞 챕터에서 나왔던 바닥에서 일할 때 엉덩이 방석을 쓰는 것도 전신 모멘텀을 상체 모멘텀으로 전환해 허리에 걸리는 부하를 줄이는 효과가 있다.

나. 통증을 줄이기 위한 세 가지 방법

시작기 말-상승기 초의 통증을 줄이기 위한 3가지의 방법이 있다. 가장 간단한 방법은 엉덩이가 좌판에서 떠오르기 직전에 무릎을 잡고 상체의 무게를 분산시켜 주는 것이다. 가능하다면 양쪽 무릎을 동시에 짚고 팔에 힘을 주면서 일어나면 허리의 부담이 훨씬 줄어든다. 팔걸이가 있다면 무릎 대신에 팔걸이를 꽉 잡고 밀면서 일어나면 좋다.

두 번째는 상체를 숙일 때 자연복대를 튼튼하게 해주기 위해 발살바 호흡을 하면서, 동시에 허리뼈의 전만 상태를 유지하는 것이다. 다른 모든 동작과 마찬가지로 허리를 보호하기 위한 가장 기본 중의 기본이다.

마지막 방법으로는 일어나기 전에 발의 위치를 최대한 뒤쪽으로(등 쪽으로) 당기는 것이다. 일어나기 위해서는 발에 수직으로 무게중심이 위치할 때까지 상체를 숙여야 하므로, 발이 뒤쪽으로 가면 이동해야 하는 무게중심의 거리가 줄어든다. 즉, 상체를 숙이는 각도가 줄어들게 된다. 이를 통해 전만의 정도를 줄일 수 있다. 발을 의자에 최대한 깊숙이 넣은 상태로 일어나보면 일어날 때 훨씬 편하다는 걸 알 수 있다. 이런 방법에서는 발이 의자의 안쪽에 위치하기 때문에 무릎이 펴지면서 의자가 뒤로 밀려 나가게 된다. 의자 모양에 따라 불가능할 수도 있지만 비슷한 방법으로 다리를 양옆으로 최대한 벌리고 나서 일어날 수 있는데 이 역시 무게중심 이동 거리를 줄이는 방법이다.

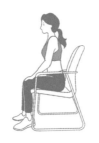

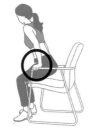

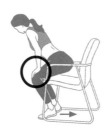

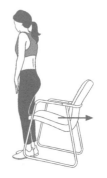

손잡이가 있는 경우 손잡이를
밀어내면서 일어난다.

손잡이가 없는 의자의 경우 무릎에
손을 짚고 밀어낸다. 동시에 상체를
덜 숙이기 위해 발을 최대한 뒤로
당긴 후에 일어난다.

발을 뒤로 옮긴 후에 일어나면
의자는 자연스럽게 뒤로 밀려난다.

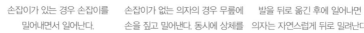

그림 126 **의자에서 잘 일어나는 방법**

누웠다가 일어날 때

가. 누웠다가 일어날 때

누웠다가 일어나는 동작은 자고 나서 아침에 일어날 때 주로 하게 된다. 자동차 정비를 하시는 분들은 종종 누워서 작업하다가 일어나고는 한다. 이렇게 바닥에서 누워 있다가 일어날 때 허리가 아픈 이유는 앞쪽(정면)으로 일어나기 때문이다.

진료실에서 주사치료가 끝나고 처치용 침대에 누워 있던 환자분들이 일어나는 장면을 주의 깊게 살펴보면 대부분 누운 상태에서 배근육과 엉덩허리근을 수축시키면서 정면으로 상체를 세운다. 이 때 디스크의 수직 부하가 증가한다. 그것만 하더라도 허리에 상당히 부담되는데, 추가로 극단적인 허리뼈의 후만이 더해진다. 수직 부하와 후만이 동시에 허리뼈에 작용하면 디스크의 압력이 매우 증가한다.

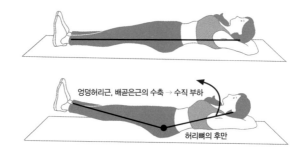

그림 127 정면으로 누웠다가 일어날 때
상체를 세우기 위해 엉덩허리근, 배곧은근이 수축하면서 수직 부하를 증가시키고,허리뼈의
후만이 발생한다.

누웠다가 일어나기가 힘들다고 외래에 오는 분들이 상당히 많다. 그런 경우 어떻게 일어나는지 여쭤보면 대부분 앞에서 말한 방법과 같이 정면으로 일어난다.

바닥에 누워 있다가 일어날 때 통증을 줄이고, 디스크 압력의 증가를 최소화하기 위해서 다음과 같은 방법을 생각할 수 있다.

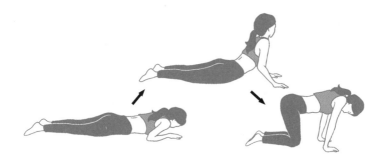

그림 128 바닥에서 누웠다가 일어나기(1)
바로 누운 상태에서 옆으로 굴러서 엎드린다. 이후 맥킨지 3단계 자세로 전환한 후 천천히
기어가기 자세를 만든다.

그림 128을 보며, 천천히 따라해보자. 먼저 누운 상태에서 시작한다. 통나무처럼 몸 전체를 돌려 엎드린 자세를 만들고, 천천히 맥킨지 3단계와

같은 자세를 만든다. 통증이 없다면 4단계로 시작해도 된다. 일어날 때 허리뼈의 후만이 생기지 않게 처음부터 전만 상태를 만들기 위한 자세이다. 이 자세에서는 팔이 상체를 받치고 있으므로 무게가 분산되어 굴곡 모멘트가 감소한다. 이후에 무릎을 굽히면서 기어가기 자세(tabletop pose)로 전환한다.

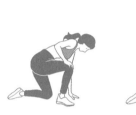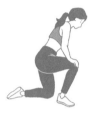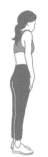

그림 129 **바닥에서 누웠다가 일어나기(2)**
손을 짚어 무게를 분산시키면서 상체를 세운다.

이제 그림 129를 보자. 이 상태에서 천천히 한쪽 무릎을 굽혀 배 쪽으로 끌어 올린다. 근력이 충분하고 통증이 없다면 위의 그림처럼 팔을 밀어 올림과 동시에 상체를 세워 앉을 수 있다. 근력이 부족하거나 통증이 매우 심하다면 양쪽 무릎을 다 올려 소위 요가에서 말하는 고양이 자세를 만든다. 이후에 좌우 손을 번갈아 가면서 조금씩 몸쪽으로 이동시켜 나가며 허벅지 위까지 도달하게 한다. 이때쯤 상체는 완전히 세워지게 되어 무릎을 꿇은 자세가 된다. 그 후, 바로 일어나지 말고 한쪽 발을 앞으로 내밀고 일어나면 편하게 일어날 수 있다.

방금 알려드린 누웠다 일어나는 방법은 절대적으로 옳은 내용이라 할 순 없고 한 가지 예를 든 것으로 생각해야 한다. 체중의 분산, 허리뼈의 전만 유지라는 기본원칙 아래에 본인에게 가장 적절한 방법을 찾기 위해 제시한 방법을 변형하는 것도 좋다.

나. 침대에서 내려오기

디스크성 통증이 있는 분들은 아침 기상 시에 자기 전보다 통증이 심해지는 경우는 흔하다. 자는 동안 속질핵의 수분 함량이 증가하여 디스크의 압력이 증가하고, 수면 중에 허리뼈 전만이 무너진 상태로 있다가 일어날 때가 많기 때문이다.

바로 누운 상태에서 정면으로 한 번에 일어나려고 할 때 매우 심한 통증이 생기거나, 이때 디스크에 충격이 가서 '뜨끔' 하는 느낌이 들기도 할 것이다. 앞에서는 바닥에서 일어나는 자세에 대해 살펴보았는데, 요즘은 바닥에서 자는 경우보다 침대에서 자는 경우가 많으므로 침대에서 내려올 때 허리에 무리가 가지 않는 동작을 아는 게 좋다.

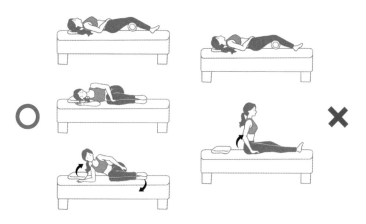

그림 130 **침대에서 일어나는 자세**
오른쪽 그림처럼 정면으로 바로 일어나는 것은 좋지 않다. 허리를 보호하기 위해서는 왼쪽 그림처럼 먼저 옆으로 돌아누운 후 다리를 내리면서 상체를 같이 올려 척추가 틀어지지 않게 한다. 척추의 정렬을 유지할 수 있다.

먼저 침대의 가장자리로 약간 이동 후 몸 전체를 옆으로 돌리는데, 배에 힘을 주고 상체와 하체를 통나무처럼 같이 움직인다. 이후에 무릎을 약간 굽힌다. 무릎이 침대의 바깥으로 약간 튀어나오는 게 적당하다. 아래쪽에 있는 팔의 팔꿈치를 몸에 붙이고 손은 머리 쪽으로 둔다. 다리를 내림과 동시에 팔에 힘을 주고 상체를 들어 올린다. 이때 중요한 것은 발살바 호흡을 유지한 상태로 척추의 정렬이 틀어지지 않게 하는 것이다.

여기까지 자세를 만들면 의자에 앉아 있을 때와 같은 상황이 되는데, 이후에는 앞의 [의자에서 앉았다가 일어날 때]에 나온 방법을 응용하면 된다.

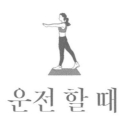

운전할 때

    통증클리닉을 방문하시는 환자 중에 운전하는 직업을 가진 경우가 많다. 장시간, 장거리 운전을 하는 분들은 목이나 어깨 통증을 호소하는 경우가 많으나, 허리 쪽의 질환도 많이 갖고 있다. 외국의 한 연구에 의하면 트럭 운전사들의 추간판 탈출증의 발생이 일반인보다 4배 높다고 밝혔다.[15] 장거리 운전하는 경우에 허리통증이 많이 생기며, 부수적인 상하차 작업을 할 때도 허리에 많은 부담이 된다. 또한, 차를 타고 다니면서 느끼는 전신의 진동도 추간판 탈출증의 위험요소 중의 하나다.[16] 먼저 대형 트럭과 같이 높은 차에 오르고 내릴 때도 허리 부상이 생길 수 있다. 오르고 내리는 행위는 큰 틀에서 사다리 작업과 비슷하므로 이에 관련된 내용은 사다리 작업 챕터를 떠올리면 된다. 화물차에서 상하차를 할 때에도 앞서 언급한 [물건을 들 때], [선반 정리할 때] 챕터와 비슷한 부분이 많아 운전석에 앉아있는 자세를 주로 이야기하려 한다.

가. 운전 중의 자세

운전 중의 자세는 그냥 의자에 앉을 때와는 다르다. 발로 브레이크, 클러치, 액셀러레이터 페달을 밟아야 한다. 그래서 필연적으로 무릎이 굴곡되어야 하며(생체역학에서는 42도 정도 굴곡을 가정), 엉덩관절도 약간 굴곡된 상태다.

엉덩관절이 굴곡되면 골반이 후방으로 회전하는데 그렇게 되면 허리뼈의 전만이 방해되어 일자 허리가 되거나 후만이 될 수 있다. 생체역학적 연구에 따르면 허리뼈의 후만을 방지하기 위해 넙다리뼈와 몸통의 각도가 110도 이상이 돼야한다.[17] 좌판에 의해 바닥과 넙다리뼈의 각도가 10에서 15도 정도가 되므로, 이상적인 등받이의 각도는 바닥과 120도를 이룰 때이다.

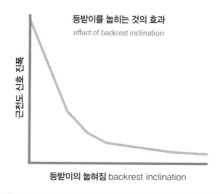

그림 131 **등받이를 높이는 효과**[18]
등받이를 높일수록 중력에 의한 수직 부하가 감소하고 허리뼈의 전만이 유지되어 디스크의 압력이 줄어들지만, 운전 중에는 앞을 보면서 핸들을 잡아야 하므로 무한정 높힐 수 없는 사실을 유념해야 한다.

단, 등받이의 각도를 120도 정도로 유지하면 운전을 위해 전방을 보아야 하므로 목이 앞으로 숙어질 수밖에 없다. 계산상 목이 앞으로 대략

30도 정도 굴곡되는데, 이 각도는 장시간 운전 시에는 목뼈에 심각한 부담을 줄 수 있고, 머리받이와 머리 사이의 간격이 커져 사고 시의 목 부상의 위험이 증가하므로, 주의해야 한다

등받이의 각도를 100도로 올릴 수 있다면 목의 굴곡이 10도 정도로 줄어들게 된다. 이렇게 되면, 허리뼈의 전만이 유지되지 않을 수 있으므로 좌판의 각도를 5도 정도 낮추어 줄 필요가 있다. 즉, 좌판의 각도를 운전의 방해가 되지 않는 선에서 최대한 낮춘다면 허리의 부담이 가지 않는 선에서 등받이를 세울 수 있고, 목과 허리 보호라는 두 마리 토끼를 다 잡을 수 있다. 그림 132를 참고하면 더욱 이해가 쉽다.

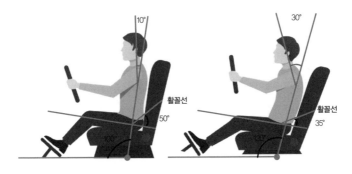

그림 132 **등받이 각도에 따른 차이(왼쪽 100도 오른쪽 120도)**[19]

결론적으로 좌판의 각도를 바꿀 수 없는 부득이한 경우에는 등받이를 100~120도로 눕히면 허리가 편하고, 100도 정도로 유지한다면 목에도 부담이 줄어든다는 것을 알 수 있다.

등받이의 각도가 가늠이 안될 때는 각도기 애플리케이션을 이용하면 나름 정확한 각도를 잴 수 있고, 각도계(goniometer)를 이용할 수도 있다.

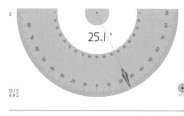

그림 133 **스마트폰 각도기 애플리케이션**

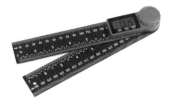

그림 134 **디지털 각도계**(digital goniometer)
디지털 방식의 각도계도 저렴한 가격에
구매할 수 있다.

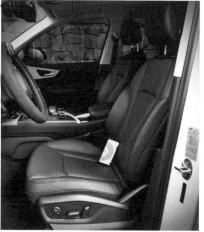

그림 135 휴대전화를 이용해 운전석 각도를
측정하는 모습

나. 받침(좌판)의 각도

일반 의자에 앉았을 때는 통증을 못 느끼다가 장시간 운전을 하기만 하면 허리통증이 심해지는 분들이 있다. 특히 트럭을 몰거나 연식이 오래된 차를 운전하는 경우에 더 자주 볼 수 있다. 이럴 때 좌판의 각도는 반드시 점검해야 한다. 오래된 자동차의 경우는 궁둥이가 닿는 부분이 눌려 아래로 꺼지는 경우가 많다. 그렇게 되면 허벅지가 올라가서 골반이 후방으로 회전된다. 골반의 후방 회전은 허리뼈의 후만을 일으키고 디스크의 압력을 올린다.

전동시트로 좌판의 각도를 조절할 수 있는 자동차의 경우는 엉덩이 부분을 올리고 다리 부분을 약간 낮추면 허리통증이 줄어드는 것을 경험할 수 있다.

하지만 전동시트가 없는 경우에 문제가 되는데, 이럴 때 할 수 있는 간단한 방법이 있다. 쐐기(웨지, wedge) 모양의 방석을 사용하여 좌판의 후면부(궁둥이가 닿는 쪽)의 높이를 올려준다. 만약에 그렇게 한 후 통증이 완화되었다면 통증의 원인이 좌판의 각도에 의한 것이었다고 할 수 있다. 방석 사용에 큰 불편이 없다면 방석만으로도 해결된다. 하지만 방석이 고정이 안 되어 불편하다면 시트 자체의 각도를 조절할 수 있는 방법도 있다.

자동차 시트는 대부분 긴 볼트에 의해 바닥의 차체와 연결된다. 차종

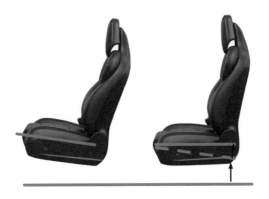

그림 136 좌석 뒷부분이 올라가면 좌판의 각도도 완만해진다.

마다 다르지만, 좌판의 엉덩이 쪽을 올려주기 위해서는 뒤쪽 고정 부분을 올려주면 된다. 먼저 볼트를 둘러싸고 있는 덮개를 제거하고 볼트를 풀어준 후 와셔(washer)를 넣고 다시 볼트를 체결하면 된다. 볼트를 다 풀어도 의자가 올라가지 않을 때는 앞쪽까지 다 푼 후 뒤쪽 와셔를 넣고 나서 앞뒤 볼트를 체결하면 된다.

와셔를 몇 개 넣는지에 따라 높이가 달라지는데, 정해진 것은 없지만 5~10mm만 높여주어도 허리의 부담이 달라지는 것을 느낄 수 있다.

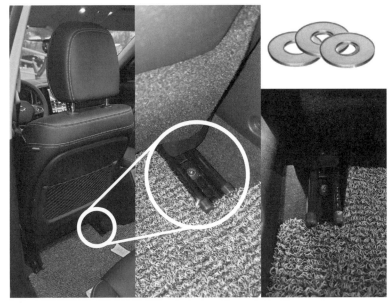

그림 137 자동차 시트 뒤쪽 고정 볼트의 일반적인 위치, 평와셔(flat washer)(오른쪽 위)
시트 고정용 볼트는 안전을 위해 접착제(록타이트) 등으로 매우 강하게 고정된 때도 있으므로 볼트를 풀 때 주의
가 필요하다. 긴 라쳇 렌치를 이용하여 볼트를 푼 후 바닥–와셔–시트 레일–볼트의 순서대로 재결합하면 된다.

    허리를 위해서라면 단단한 재질의 좌판이 필요하다. 좌판의 꺼짐이 심
해 뒤쪽을 올려주어도 각도가 충분하지 못하면 의자 자체를 다른 차종의
것으로 교체해야 한다.

    원래 자동차 시트는 좌판의 앞쪽이 약간 올라가게 되어 있는데, 이는
전방 추돌의 경우에 몸이 앞으로 쏠려서 다치는 것을 막기 위한 목적으로
고안됐지만, 결과적으로 이 각도 때문에 디스크의 압력이 올라가므로 허
리통증을 줄이기 위해서는 각도를 낮춰야 한다. 안전상 문제가 있지 않겠
냐 반문하는 사람도 있을지 모른다. 하지만, 요즘 차량의 안전띠에는 프
리텐셔너(pretensioner)와 같은 안전장치가 있어서, 사고가 생기더라도 좌판
의 미세한 각도 조절이 큰 영향을 끼치지는 못할 거라 생각한다.

다. 허리뼈 받침(허리 지지대)

　연구결과에 의하면 4~5cm 정도 두께의 조절 가능한 허리 지지대는 골반을 전방으로 회전시켜 허리뼈 전만을 유지하는 데 도움이 될 수 있다. 허리 지지대의 두께와 위치는 개인에 따라서 달라야 하며, 이론적으로는 5cm 정도의 두께면 활꼴선과 수평과의 각도를 35도 정도로 유지할 수 있다.

라. 시트 위치 조절 : 핸들이 멀지 않게

　앞에서 알아보았듯이, 엉덩관절이 과도하게 굴곡되는 상황을 피하는 것이 허리뼈의 전만을 유지하기 위해 꼭 필요하다. 하지만, 운전 중에는 지속해서 핸들을 잡기 위해 손을 뻗어야 한다. 이때 시트와 핸들 사이 거리가 전체적인 자세에 영향을 준다.

　사람은 본능적으로 넓은 공간을 선호하기 때문에, 시트와 핸들 사이의 거리가 멀 때가 많고, 그러면 상체가 등받이에 밀착되지 않고 앞으로 숙어지게 되므로 엉덩관절이 굴곡될 수 있다. 시트와 핸들 사이의 거리는 적당히 가까워야 하며, 팔꿈치가 약 120도 정도로 살짝 굽혀지는 정도가 적당하다. 이때 중요한 것은 등받이에 상체가 밀착해야 한다는 사실이다.

　등받이 각도에 따라서도 핸들과 시트의 거리가 달라진다. 등받이를 눕히는 것이 디스크 압력 감소에 효과적이지만, 등받이를 너무 눕히면(그림 138 왼쪽) 핸들과 시트의 거리가 멀어져 팔꿈치가 펴지게 된다. 운전 중에는 전방을 응시하기 때문에, 상체가 앞으로 나온다(가운데), 이는 허리와 목에 부담을 준다. 마찬가지로 팔꿈치가 약 120도 정도로 굽혀지도록 등받이의 각도를 조절해야 한다.(오른쪽)

실제로 바른 자세를 만들어서 앉아 보면 몸과 핸들 사이의 거리가 평소에 그냥 앉을 때보다 가깝다고 느껴질 수 있다.

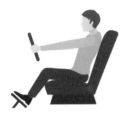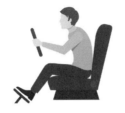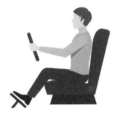

그림 138 등받이 각도에 따른 핸들과 시트 거리

마. 시트의 높이와 팔걸이

시트의 높이가 낮으면 무릎이 올라가게 되고, 그로 인해 엉덩관절의 굴곡이 생겨 좋지 않다. 따라서, 페달과 핸들, 그 외 기어봉 등의 조작을 하는 데 지장이 없는 선에서 시트를 높여주는 것이 허리통증의 완화에 유리하다.

운전 중 팔걸이를 사용하면 승모근의 부담이 줄어들고, 디스크의 압력이 감소한다는 연구결과가 있다. 장기간 운전을 하거나, 장거리 운전을 할 때에는 약간의 무게 감소도 큰 도움이 될 수 있다.

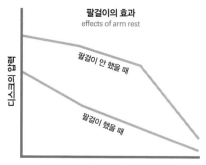

팔걸이의 효과
effects of arm rest

디스크의 압력

팔걸이 안 했을 때

팔걸이 했을 때

등받이의 눕혀짐 backrest inclination

그림 139 **팔걸이의 효과**[20]
팔걸이로 몸을 일부 지지했을 때와 그렇지 않았을 때를 비교한 그래프이다.
팔걸이로 몸의 무게 일부를 분산시키면 디스크의 압력이 현저히 감소한다는 것을 알 수 있다.

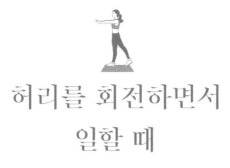

허리를 회전하면서
일할 때

상체를 회전시키거나 하체를 회전시켜야 하는 경우 그 회전에 대한 부담은 척추의 여러 분절이 나눠서 받게 된다. 회전운동은 허리에 좋지 않으므로 애초에 하지 않는 것이 좋으나, 일하다 보면 어쩔 수 없이 해야 할 때가 있다.

먼저 척추 중에서도 허리뼈의 부담을 줄이기 위해서 몇 가지 방법을 생각해 보려 한다. 허리뼈에 부담을 줄이기 위해서는 회전의 각도를 최대한 줄여야 한다. 특히 회전을 시작할 때가 아니라 회전이 충분히 진행되고 난 회전의 종료 지점 근처에서 통증이 발생한다면 각도를 약간만 줄이더라도 통증 완화에 큰 도움이 된다.

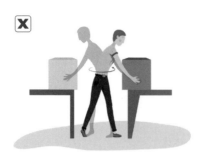

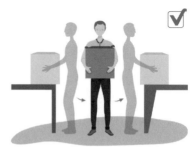

회전시켜서 물건을 옮길 때 하체를 고정한 상태로 상체만 회전하면 전체 회전의 부담은 여러 척추뼈가 나눠서 받는다.

골반이나 하체가 함께 회전하면 척추의 회전 정도가 감소한다.

그림 140 **회전할 때의 자세**

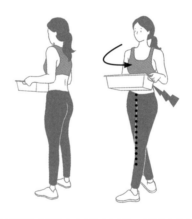

그림 141 상체가 회전할 때 하체가 같이 돌아가지 않으면 척추의 회전변형이 생긴다.
어느 정도까지는 회전변형을 충분히 견딜 수 있지만, 직업적으로 아주 많은 반복을 한다면 디스크가
버틸 수 있는 한계를 넘을 수도 있다.

다음으로 생각할 수 있는 것은 허리가 회전될 때 골반도 같이 회전을 시키는 방법이다. 당연히 허리 회전의 각도가 현저히 감소하게 된다. 골반을 같이 돌기 위해서는 발이 회전축 역할을 해야 하는데, 왼쪽으로 회전한다면 왼쪽 발뒤꿈치와 오른쪽 발 앞쪽을 축으로 하고, 왼쪽 발의 앞

과 오른쪽 발 뒤쪽을 땅에서 띄운 뒤에 회전시키면 된다. 이런 움직임은 엉덩이 근육, 오른쪽 넙다리 뒤 근육이 수축하며 이뤄진다. 오른쪽 발을 앞으로 미리 내디더 놓는다면 더 원활하게 회전이 가능하다.

골반과 허리를 같이 돌리면 천추와 허리뼈가 마치 한 덩어리가 된 것처럼 같이 움직인다. 이때 자연복대를 최대한 단단하게 유지해서 허리를 지지해야한다.

그림 142를 보자. 두 번째 그림을 보면, 골반을 함께 회전하기 위해서는 회전하려는 방향과 같은 쪽의 발은 뒤꿈치, 반대쪽의 발은 앞꿈치를 축으로 발을 같이 돌리면 된다. 다른 방법도 있다. 세 번째와 네 번째의 그림을 보면, 왼쪽으로 회전 할 때, 오른발을 왼발 앞으로 내딛음과 동시에 양발 앞꿈치를 축으로 발을 함께 회전할 수 있다.

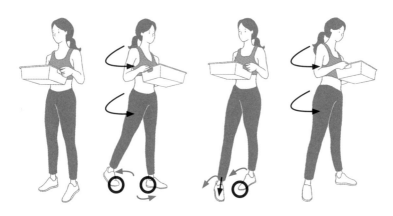

그림 142 상체가 회전할 때 골반을 함께 회전하는 방법

바른 자세를 하기
힘들다면?

지금까지 어떤 자세가 바른 자세인지 살펴봤다. 이제 해당 자세들을 실제로 일할 때 적용하는 일만 남았다. 어느 정도 인지하고 있는 자세들이 많을 것이다. 하지만 막상 바른 자세를 하려고 해도 잘 안 될 수 있다. 왜 그런지 살펴보자.

가. 연습의 부족

바른 자세를 현실에 적용하기 힘든 첫 번째 이유는 연습이 모자라기 때문이다. 그림을 보고 아는 것과 실제로 할 줄 아는 것은 다르다. 반복적으로 이 책에 나온 내용을 따라 해보고 통증이 완화되는 자세를 찾아야 한다. 대형 거울이 있다면 거울을 보면서 연습하면 되고, 거울이 없다면 스마트폰을 이용하여 동영상 촬영을 하는 것도 좋다.

연습을 시작할 엄두가 나지 않거나, 자세를 올바르게 실행했는지 감이 오지 않을 때에는 전문가의 도움을 받는 것도 한 방법이다. 반복된 연습보다 정확한 자세로 연습하는 것이 더 중요하기 때문이다. 옆에서 누군가가 코치해준다면 잘못된 자세를 바로 고칠 수 있으며, 어설프게 혼자 하는 자세교정이나 재활운동이 효과가 떨어진다는 건 이미 널리 알려져 있는 사실이다.

나. 근력의 부족

바른 자세와 편한 자세는 일치하는 개념은 아니다. 예를 들어 의자에 앉아 있을 때의 바른 자세는 엉덩이를 의자 끝에 붙이고 허리를 꼿꼿이 펴는(중립위치에서) 것인데, 엉덩이를 앞으로 빼고 등을 구부정하게 등받이에 대면 오히려 일시적으로는 더 편하게 느껴진다(물론 허리에는 나쁘지만). 좋은 자세를 하기 위해서는 척추나 상하지 관절의 특정한 움직임이 필요하며, 바른 자세가 만들어진 이후엔 그 상태로 버티기를 해야 한다. 즉, 허리에 좋은 자세를 유지하기 위해서 해당 근육에 지속해서 힘을 주고 있어야 한다는 이야기이다. 한마디로 근지구력이 필요하다. 근지구력이 필요한 자세에서 갑자기 무거운 것을 들어 올린다면 추가 근력이 필요하다. 다시 말해 바른 자세를 유지하기 위해서 바른 자세를 유지하는 근지구력과 무거운 것을 들어 올리는 추가 근력이 모두 필요하다.

바른 자세가 어떤 것인지 충분히 알고 있는데도 불구하고 일할 때 하기 힘든 이유 중의 하나가 근육이 약하기 때문이다. 혼자서 책을 보고 자세를 연습할 때는 쉽게 되지만 실제로 적용할 때는 잘 안 되거나 쉽게 자세가 풀어지는 경우가 많다. 일이라는 건 대부분 장시간 동안 하게 되므로 처음에는 좋은 자세를 유지했다 하더라도 점점 피로해져 자세가 무너지곤 한다. 그럴 때 자세 자체가 잘못되었다고 오판할 수 있지만, 대부분 근지구력과 근력이 부족해서 자세가 유지되지 않는 것이다. 더욱이 근육이 약하면 결국 잘못된 자세에 대한 영향은 척추가 온전히 떠받게 되므로 척추 질환이 생길 가능성은 훨씬 더 커진다.

그렇다면 할 일이 또 생겼다. 어떻게 해야 근육을 건강하게 만들 수 있을까?

다음 챕터 [재발 방지를 위한 운동]에 관련 내용을 실어 놓았다.

다. 생각, 생각, 생각 그리고 연구

자, 당신은 이 책의 내용대로 충분히 연습하고, 근력을 강화했다. 하지만 막상 일하다 보면 책의 내용이 전혀 기억이 나지 않는다. 원래 하던 대로 무의식에 몸을 맡긴 채 일을 할 것이다. 대부분 빨리빨리 해야만 하는 경우가 많기 때문이다. 하지만, 그냥 반복적으로 일만 하는 것보다 허리에 안 좋은 영향을 줄 수 있는 네가지 요소 수직 부하, 허리뼈 후만, 외측 굴곡, 회전변형이 있지는 않은 지 점검하는 습관을 들여야 한다. 네 가지 요인에 대해 분석한 후 한두 가지의 요인이 있다면 어떻게 그것을 없앨지 고민해야 한다.

결국, 허리에 좋은 자세를 완성하기 위해서는 지금의 자세가 어떤 영향을 주는지 계속 생각해야 한다. 일하는 환경은 사람마다 천차만별이므로, 본인이 전문가가 되어 이 책에 나오지 않는 복잡한 동작에서도 허리를 망치지 않는 바른 자세를 만들어 낼 수 있다면, 앞으로 허리 때문에 고생하는 일은 없을 것이다.

생화학적? 생리학적? 무슨 말일까?

병원에서 진료를 받거나 건강서를 읽다 보면, 자주 나오는 '~학적'이라는 표현이 있다. 쉽게 말해 ~학문의 관점에서 보면 정도로 이해할 수 있다. 책에도 등장하는 학문들을 간략히 소개해보고자 한다.

- **인체공학(인간공학, human factors or ergonomics)**

  인간의 신체적 특성을 이용하여, 인간이 사용하는 물체나 위치하는 주변 환경을 개선하여 보다 편한 생활이나 일을 하게 해주는 학문이다.

- **생화학(biochemistry)**

  살아있는 생물체 내 혹은 생물체와 연관된 화학적 과정에 대해 연구하는 학문이다.

- **생리학(physiology)**

  생물체의 기능(function)에 대해 연구하는 학문이다. 세포, 조직, 장기가 어떻게 작용하여 생명을 유지시키는지 분석한다.

- **병리학(pathology)**

  생리학은 정상 작동하는 기능을 다룬다면, 병리학은 그런 기능을 변화하여 질병에 이르는 '과정에 대해 연구하는 학문이다.

- **생체역학(biomechanics)**

  역학(mechanics)이란 물리학 용어로써 물체에 작용하는 힘을 분석하는 학문을 말한다. 생체역학이란 이런 방법을 생체(bio) 특히 인체에 적용하여 근골격계를 이해하는 것이다. 인체의 모든 운동은 내부와 외부의 힘의 결과로서 발생하게 된다. 이를 뉴턴의 운동법칙 및 지렛대의 원리를 이용하여 해석한다. 생체역학적인 접근은 특히 스포츠의학 분야에서 많이 적용되고 있다.

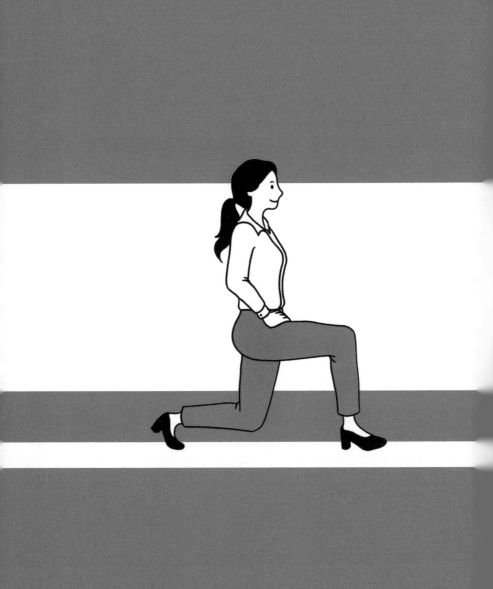

CHAPTER 3

자세가 전부는
아니다
근력운동&치료법

재발 방지를 위한 운동

허리통증의 급성기가 지난 후 통증이 완화되고 나면 다시 재발하지 않게 하는 것이 가장 중요하다. 그러기 위해서 앞서 언급한 일할 때의 동작을 숙지하고 익숙해져야 한다. 거기에 추가로 도움이 될 수 있는 것은 운동(운동치료)이다.

운동이 만성 허리통증 환자에 있어서 도움이 된다는 것은 2005년 코크란 리뷰[21]를 통해 증명됐다. 6390명의 환자를 대상으로 한 61개의 연구를 종합한 결과 운동이 만성 통증을 완화하고 기능을 회복하는 데 도움이 된다고 결론지었다. 아급성 통증에는 단계적으로 운동의 강도를 늘려가는 게 도움되며, 급성 통증이 있는 환자는 운동했을 때와 안 했을 때의 차이는 크게 없었다.

이런 연구의 결과를 해석하면, 급성기엔 운동을 굳이 할 필요가 없으며, 급성 통증이 약간 완화되는 양상을 보이는 아급성기에 운동을 조금씩 시작해주는 것이 좋다는 뜻이다. 운동을 시작할 때에는 낮은 강도와 적은 횟수로 하고, 적응해가면서 서서히 운동의 강도를 증가시켜야 한다. 2013년 코크란 리뷰[22]는 아급성기때 집중적으로 운동하면 직장으로 복귀하는 시간을 앞당길 수 있다고 밝혔다.

운동이 만성 허리통증 환자에게 도수치료만큼 효과가 좋다거나[23], 오히려 도수치료보다 더 낫다는 보고도 있다.[24]

그런데 2010년에 발표한 논문[25]은 집에서 운동하는 것(exercise at home)은 통증 완화와 기능 회복에 진통소염제보다 효과가 떨어질 수 있다고 하였고, 이후 2015년에는 그룹으로 운동법을 배운 다음에 혼자서 운동하는 것은 효과적이지 않다는 발표도 있었다.[26] 또한, 같은 운동을 하는 것보다 개인별 맞춤 운동 프로그램으로 운동하는 것이 더 통증의 감소에 효과적이라고 한다.[27] 이런 결과가 나온 이유는 운동을 그냥 열심히 하는 것이 중요한 게 아니라, '정확하게', 그리고 '각자의 허리 상태에 맞게' 해야 하기 때문이다. 그런 점에서 초기에는 전문가의 도움을 받아 바른 자세를 익히고 이후에 혼자서 연습하는 것이 가장 합리적인 방법이다.

아급성, 만성 허리통증 환자에게 통증을 감소시키고 기능을 회복시킨다고 언급한 맥킨지 운동은 앞 부분에 언급했으니 제외했다.

가. 코어 강화 운동(코어 안정화 운동)

만성 허리통증 환자에 있어 코어 안정화 운동(코어 강화 운동)이 효과가 있다는 것은 널리 알려진 사실이다.[28] 특히 급성 통증이 완화되고 나서, 재발 방지를 위한 목적으로 자연복대를 강화해주는 것만으로도 많은 도움을 준다. 2012년에 여러 연구의 결과를 종합해서 분석한 논문[29]을 보면 코어 안정화 운동이 통증을 완화하고 기능을 회복하는 데 효과가 있다는 결과가 있었다. 단 이런 효과는 6개월 이상 장기간 지속하지는 않는다고 덧붙였다. 이는 운동의 효과는 확실하나, 그 효과가 오래가지 않으므로 꾸준히 해야 하는 것이 중요하다 의미로 해석할 수 있다.

나. 브릿지 운동(bridge exercise)

자연복대(코어 근육)을 강화하는 대표적인 운동은 브릿지 운동(bridge exercise)으로 이름에서 알 수 있듯 몸으로 다리 모양을 만들어서 버티는 운동이다.

브릿지 운동은 천장을 보며 누워서 하는 앙와위 브릿지(supine bridge)와 엎드려서 하는 복위 브릿지(prone bridge)가 있다.

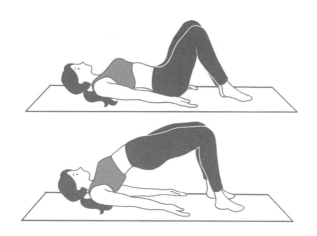

그림 143 **앙와위 브릿지(supine bridge)**
척추 세움근 및 엉덩이 근육을 강화하는 효과가 있다.

앙와위 브릿지를 하는 방법

① 바닥에 등을 대고 똑바로 누운 후 무릎을 약간 세운다.

② 발과 무릎을 수직이 되도록 만든다.

③ 배근육과 엉덩이, 척추 세움근에 힘을 주며 엉덩이를 천장 방향으로 들어 올린다.

④ 짧게는 5초 길게는 10초 정도 버틴 후 다시 원래 자세대로 돌아간다.

⑤ 동작할 때 자세가 흐트러지지 않게 유의한다.

복위 브릿지는 다른 말로 플랭크(plank)라고 부른다. 아래팔로 상체를 지지하며 팔꿈치는 굽힌 자세로 버티면 된다.

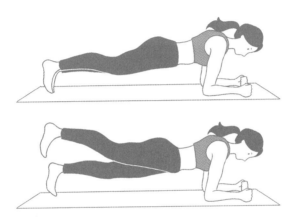

그림 144 **플랭크**
위처럼 기본 플랭크 동작에 익숙해지면 아래처럼 한 다리씩 번갈아 올리면서
난도를 높여 나갈 수 있다.

플랭크 하는 방법

① 엎드려서 준비한다.

② 팔꿈치를 옆구리에 붙인다. 발가락 끝은 바닥을 향한다.

③ 양손은 손을 펴서 손바닥이 바닥으로 가게 하거나 주먹을 쥔다.

④ 숨을 내쉬면서 상체와 등, 허리를 세우기 시작한다.

⑤ 배꼽 부분을 끌어올리며 몸이 일직선으로 되게 만들어준다.

⑥ 짧게는 5초 길게는 10초 정도 버틴 후 원래 자세로 돌아간다.

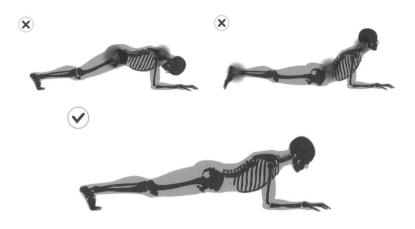

그림 145 **바른 자세와 잘못된 자세**
허리뼈의 정렬은 항상 중립을 유지해야 한다.

옆 자연복대를 강화해주는 운동으로는 사이드 플랭크(side plank)가 있다.

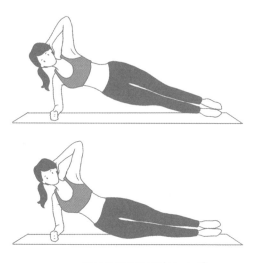

그림 146 **사이드 플랭크**(side plank)

사이드 플랭크 하는 방법

① 옆으로 누워 두 발을 겹친다. 양쪽 무릎은 굽혀준다.

② 팔꿈치를 어깨와 같은 라인에 맞춘 후 90도로 만든다.

③ 무릎도 몸과 같은 라인에 맞춘다.

④ 상체를 밀어 올리면서 상체를 약간 들어주고, 하체는 그대로 유지한다.

⑤ 어깨에 힘을 주고 어깨뼈(견갑골)를 고정한다.

⑥ 옆구리에 힘을 주고 골반은 바닥에서 띄워 척추의 정렬을 일자로 만든다. 이때, 어깨에는 과도한 힘이 들어가지 않도록 한다.

⑦ 짧게는 5초 길게는 10초 정도 버틴 후 원래 자세로 돌아간다.

⑧ 익숙해지면 다리를 교차하여 발로 지지하면서 같은 동작을 반복한다.

브릿지 운동은 만성 허리통증 환자에게 효과가 크다고 알려졌다. 큰 차이는 아니지만, 플랭크 동작이 앙와위 브릿지 보다 약간 더 효과 있는 것으로 밝혀졌다.[30]

다. 위쪽 배근육 강화 : 컬업(curl-up)

배근육 강화라고 하면 보통 윗몸일으키기를 생각하는 분들이 대부분인데, 윗몸일으키기 동작은 누웠다가 일어날 때와 마찬가지로 디스크의 압력 증가를 일으킬 있으므로, 주의해야 한다.

반면에, 배근육을 강화하면서도 허리의 부담을 최소로 하는 운동이 컬업이다. 전체 배근육이 수축하지만 주로 위쪽 배근육을 강화할 수 있다.

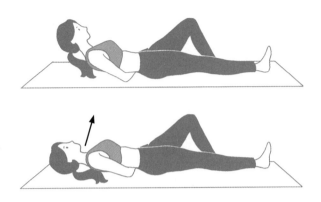

그림 147 **컬업(curl-up)**
허리뼈 전만을 유지하기 위해 손이나 손목을 허리에 넣은 상태로 시행하며, 과도하게
상체를 올리지 않도록 주의해야 한다.

컬업 하는 방법

① 바로 누운 상태에서 무릎을 굽히고 손이 간신히 들어갈 정도로 척추의 정렬은 유지한다.

② 한쪽 다리는 그대로 굽히고 다른 쪽 다리는 펴서 골반이 안정시킨다.

③ 손은 허리 밑에 넣고 팔꿈치를 바닥에 붙인 상태를 유지한다.

④ 그 상태에서 등만 살짝 들어 올린다.

⑤ 이 동작에 익숙해지면 팔꿈치를 붙인 상태로 어깨뼈(견갑골)가 떨어질 때까지 등을 더 올린다.

⑥ 이 단계가 어렵지 않다면 팔꿈치가 들릴 때까지 상체를 올린다.

⑦ 처음에는 2~3초 정도 버티다가 점차 늘려나가 5~8초까지 버티기에 도전하자.

라. 아래쪽 배근육 강화 : 레그 레이즈(leg raise)

배근육을 강화하기 위해 상체를 드는 운동이 컬업이라면, 하체를 들어주는 운동은 레그 레이즈이며, 아래쪽 배 근육을 강화할 수 있다. 허리통증이 있는 사람은 과도하게 다리를 올리면 허리뼈의 전만이 무너지므로 약간만 해야 한다는 것이 중요하다. 만약 통증이 나타난다면 허리에 손을 넣고 다리를 들어 올리는 것도 하나의 방법이다.

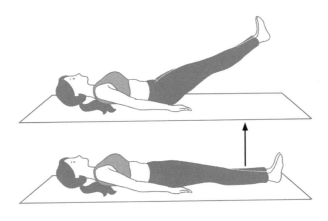

그림 148 레그 레이즈(leg raise)

레그 레이즈 하는 방법

① 바닥에 똑바로 누운 상태로 시작한다.

② 팔은 몸 옆에 편안하게 두거나 머리 위로 뻗는다. 허리가 아프다면 컬업 때처럼 허리에 손을 넣어도 된다.

③ 다리를 동시에 공중으로 들어 올려서 가슴 방향으로 당겼다가 다시 내려준다.

④ 무릎을 최대한 펴주고, 다리가 땅에 닿지 않도록 주의한다.

⑤ 처음에는 2~3초 정도 버티다가 점차 늘려나가 5~8초까지 버티기
에 도전한다.

⑥ 두 발로 동시에 하기가 어렵다면 양쪽 다리를 번갈아 가며 실시한
다.

마. 크램쉘(clamshell exercise)

크램쉘은 대합조개의 껍데기를 말하는데, 조개의 입이 벌어졌다 오므
라졌다 하는 모양으로 다리를 움직이는 것을 크램쉘 운동이라 부른다. 이
운동은 엉덩이 근육, 그중에서도 중둔근의 기능 강화를 위한 것이다. 허
리통증의 완화와 골반, 엉덩관절의 안정화에 도움을 준다.

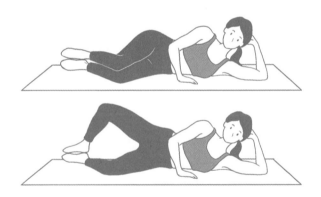

그림 149 **크램쉘 운동**
목의 정렬을 위해서는 위의 그림과 다르게 아래팔에 머리를 베고 해도 된다.

크램쉘 하는 방법

① 옆으로 눕는다.

② 머리를 손으로 받쳐주어 목뼈를 중립자세로 만든다.

③ 무릎은 90도의 각도, 엉덩관절은 60도 정도로 굴곡 시킨다.

④ 전체 척추가 같은 라인이 되도록 정렬한다.

⑤ 아래 무릎은 바닥을 눌러주고, 위의 무릎은 벌려주는데 이때 발은 붙인 채로 벌려줘야 한다.

⑥ 중간볼기근(중둔근, gluteus medius) 말고 넙다리근막긴장근(tensor fascia lata muscle)가 수축하지 않도록 주의해야한다.

⑦ 강도를 올려주기 위해서는 세라밴드(TheraBand®)를 감거나 고무줄을 무릎에 걸어준다.

바. 업그레이드된 코어 강화운동 : 버드독(bird-dog exercise)

앞의 다른 코어 강화 운동과 다르게 버드독은 골반과 척추의 안정성을 유지한 채 '연속적으로 움직이는' 동작이다.

실생활에서는 척추의 안정성을 위해 팔·다리 골반 등 척추 외의 다른 부분이 움직이는 와중에 코어 근육의 긴장 유지가 필요하다. 그러기 위해 팔다리를 움직이면서도 척추의 정렬이 흐트러지지 않게 연습해보는 것이 버드독이다. 익숙해질 때까지는 거울을 보면서 자세를 체크하거나 전문가에게 교정을 받으면서 연습하면 좋다.

버드독 하는 방법

① 무릎을 꿇고 팔꿈치는 펴고 네발로 기는 자세를 만들어준다.

② 이 자세에서는 꼬리뼈부터 목뼈까지 일직선 상태를 만드는 게 중요하다.

③ 척추는 중립상태를 유지한다.

④ 어깨는 팔로 바닥을 약간 밀어내듯 살짝 올리고, 고개는 숙이지 않

고 약간 들어준다.

⑤ 이 상태에서 한쪽 팔과 반대쪽 다리를 천천히 들어 올린 후 편다.

⑥ 이때, 척추의 정렬이 틀어지지 않게 유의한다.

⑦ 처음에 자세가 잘되지 않는다면, 팔과 다리를 동시에 들지 말고 먼저 팔이나 다리 각각 하나씩만 들어 올린다.

⑧ 10회를 한 세트로 3세트 반복해준다.

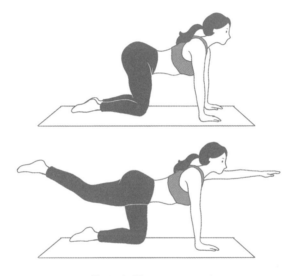

그림 150 버드독(bird−dog exercise)

사. 엉덩관절 가동 훈련(스트레칭)

힙힌지를 위해서는 엉덩관절이 굴곡이 꼭 필요하다. 엉덩관절의 가동성이 떨어지면 올바른 데드리프트나 스쿼트 자세를 만들기가 힘들어지고 충분한 골반의 회전이 만들어지지 않는다. 이는 허리뼈의 전만을 유지하는 데 안 좋은 영향을 미친다.

엉덩관절 스트레칭은 많은 종류가 있으나 허리통증과 관련해서는 그중에서 간단한 한 가지 방법을 알려주려 한다.

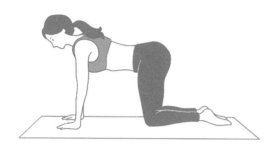

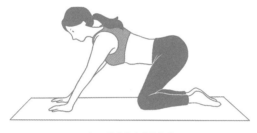

그림 151 **엉덩관절 가동 훈련**

엉덩관절 스트레칭법

① 먼저 네발로 기는 자세를 만들어준다.

② 무릎의 위치는 골반보다 약간 더 벌려준다.

③ 척추는 일자로 정렬, 허리뼈의 중립상태를 만든다.

④ 엉덩이를 다리 쪽으로 내리면서 무릎을 굽혀 준다.

⑤ 엉덩이가 벌어지는 느낌이 들면서 엉덩이 근육이 늘어나는 느낌을 느낀다.

⑥ 몇 초간 버틴 다음 원래 동작으로 돌아간다.

⑦ 기본자세에 익숙해지면 엉덩이를 왼쪽, 오른쪽으로 움직이거나 원을 그리면서 가동범위를 늘려나간다.

⑧ 추가로, 통증이 없다면 다리를 더 벌리고 팔꿈치를 바닥에 대고 엉덩이를 다리 쪽으로 내리는 동작을 해본다.

※ 주의 : 스트레칭을 할 때 물컵에 골반이 있다고 생각한 후, 물컵이 떨어지지 않도록 골반의 각도를 운동 내내 유지해준다.

아. 허리에 좋지 않은 코어 운동

코어와 관련된 운동 중에서 허리뼈의 굴곡 상태, 즉 전만이 무너진 자세가 있는 것을 한다면 오히려 디스크의 압력을 올려 허리통증을 만들 수 있다. 대표적으로 윗몸일으키기(sit-up)와 백 하이퍼익스텐션(back hyperextension)가 있다.

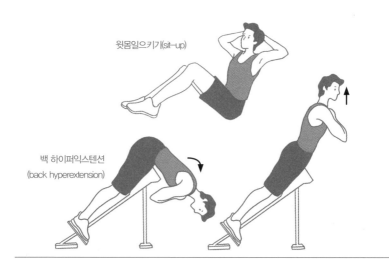

윗몸일으키기(sit-up)

백 하이퍼익스텐션
(back hyperextension)

그림 152 허리에 좋지 않은 코어 강화운동

자. 허벅지 근육의 강화 : 런지(lunge)

바른 자세를 만들기 위해서는 허벅지 근육이 튼튼해야 한다. 허벅지 근육을 강화하는 운동 중에 간편하게 할 수 있으면서, 일과 관련된 여러 동작과 밀접한 것이 바로 런지(lunge)이다.

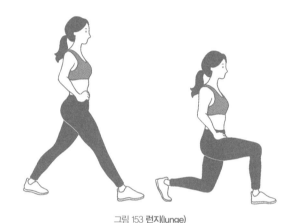

그림 153 **런지(lunge)**

① 먼저 엉덩이 넓이로 다리를 벌리고 선다.
② 한쪽 다리를 앞으로 한걸음 내딛는다.
③ 두 무릎이 90도를 이룰 때까지 엉덩이를 낮추어 준다.
④ 상체는 꼿꼿하게 펴서 앞이나 뒤로 기울어지지 않게 한다.
⑤ 동작은 너무 빠르지 않은 속도로 해야 하며 10회를 한 세트로 3세트 반복한다.

차. 스트레칭은 무조건 좋을까?

허리통증의 완화를 위한 운동법을 검색하다 보면 스트레칭에 관한 이야기를 흔히 찾아볼 수 있다. 어떤 매체에서는 스트레칭을 극찬하면서 '허리의 가동성'을 늘리면 모든 허리통증을 치료할 수 있을 거라고 말한다. 그런 내용의 유튜브 동영상을 흔히 볼 수 있으며, 스트레칭으로 허리통증이 완치된다고 주장하는 책도 심심찮게 보인다.

허리통증이 있는 경우 근육이 뭉치는 느낌이 들고 근육 긴장도가 증가하기 때문에, 이런 근육의 경직이 통증의 원인이라는 생각은 어떻게 보면 당연한 판단일 수도 있다. 특히 비의료인 사이에서 '근육이 뭉쳐서 아프다'는 지식 아닌 지식이 널리 퍼졌다.

하지만 근육이 뭉치는 현상 대부분은 디스크성 통증으로 인해 이차적으로 발생하는 것으로, 자연복대를 강화하고 과한 움직임을 제한해 허리를 보호하려는 목적으로 이해해야 한다. 대부분의 근육 뭉침은 원인이 되는 디스크 질환의 상태가 개선되면서 저절로 풀린다. 따라서, 근육이 뭉치는 것을 인위적으로 없애려고 노력하는 행위가 과연 옳은 것인가 다시 한번 생각해봐야 한다.

이 책에서 계속 강조하는 것처럼 허리통증, 특히 디스크성 통증 완화에는 디스크 압력 감소와 코어 안정화 운동이 제일 중요하다. 물론 허리의 유연성도 어느 정도는 필요하다. 허리의 유연성을 향상하거나 유지하는 목적으로는 스트레칭이 가장 간편하고 효과적인 방법이 맞지만, 문제는 많은 스트레칭 동작이 디스크의 압력을 올린다는 사실이다. 특히 섬유테가 버틸 수 있는 한계 이상으로 디스크의 압력이 올라가면 스트레칭을 하다가 오히려 추간판 탈출증이 생기기도 한다.

그래서 나는 스트레칭을 일반적인 방법보다 강도나 운동 범위를 반으로 줄인 스트레칭을 권장하거나, 여러 스트레칭의 방법 그대로 하되 근육을 충분히 늘릴 정도가 아닌 근육이 '살짝' 늘어난다는 느낌이 들 때까지만 하고 중단하도록 권유하고 있다. 이렇게 함으로써 어느 정도의 유연성

향상 효과는 얻으면서 스트레칭으로 인한 디스크 손상을 최소화할 수 있다.

카. 걷기 운동

허리통증으로 병원에 가면 걷기 운동을 많이 하라는 이야기를 많이 들었을 것이다. 걷기 운동이 허리통증에 효과가 좋다는 사실은 이미 알려진 이야기로, 실제 2016년에 한 체계적 문헌고찰에서도 걷기는 전문적으로 하는 재활운동에 맞먹을 정도의 효과 결과를 낸다고 밝힌 적 있다.[31] 개인별 맞춤 걷기 운동과 단체로 걷기 운동을 하는 것에는 별다른 차이가 없었고,[32] 평지를 걷는 것처럼 러닝머신(treadmill)을 이용해서 걷기 운동을 하더라도 효과는 비슷했다.[33]

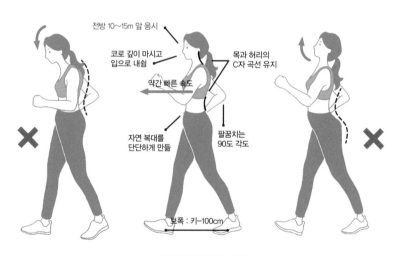

그림 154 바르게 걷는 방법

걷기 운동에서 중요한 건 당연히 걷기 자세인데, 그중에서도 가장 중요한 건 목과 허리의 C자 곡선을 유지한 채로 걷는 것이다. 동시에 배에 힘을 주고 자연복대를 단단하게 만든 채로 걸어야 올바른 자세라 할 수 있다. 고개를 너무 숙이거나 들지 않도록 주의해야한다. 가볍게 주먹을 쥐고 팔꿈치는 90도 각도가 되도록 한 다음 팔을 앞뒤로 가볍게 흔들면서 걷도록 해보자.

또, 바르게 걷기 위해서는 발의 모양에도 신경을 써야 한다. 기본적으로 팔자걸음보다는 일자 걸음이 좋다.

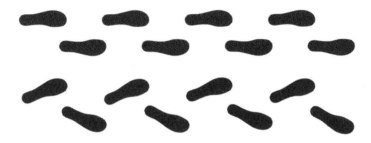

그림 155 **일자걸음(위), 팔자걸음(아래)**

추가로, 발의 아치 형태를 따라 체중을 분산시키는 형태로 걸어야 발의 피로를 최소화할 수 있다.

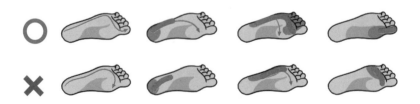

그림 156 **보행 시 체중의 이동**
위의 그림처럼 발뒤꿈치가 먼저 닿고 발의 아치 형태를 따라 앞으로 접촉면을 늘려가면서 걸어야 한다. 보행의 끝에는 엄지발가락까지 닿게 하여 바닥을 밀어준다.

보폭은 일반적으로 키에서 100cm 정도를 뺀 정도를 권장한다. 하지만, 통증이 없는 선에서 권장되는 정도보다 보폭을 살짝 늘려주면 운동의 효과가 더 커진다. 마찬가지로 자연복대를 강화하고 균형감각을 더 키우기 위해 보행의 속도를 평소보다 약간 빠르게 하는 것도 가능하다. 다시 말해, 기본 걷기 자세에 익숙해지면 '빨리 걷기'와 '성큼성큼 걷기'로 발전해 나가야 한다.

타. 수영장 운동(aquatic exercise)

수영장에서 하는 운동이 허리 건강에 좋다는 것도 유명한 이야기이다. 수영장 운동은 다른 말로는 수치료(hydrotherapy)라고 하며, 재활 분야에서 많이 사용하는 방법이다.

예전부터 그 효과에 대해서는 많은 연구결과가 증명을 하는데, 2009년의 한 연구[34]는 만성 허리통증 환자나 임신과 관련된 허리통증의 치료에 도움이 된다고 하였으며, 2013년의 다른 연구[35]는 수영장에서 운동하는 것이 특히 고령자에게 좋다는 결론을 발표했다.

고령자의 경우는 허리뿐만이 아니라 무릎 관절염도 동반된 경우가 많은데, 수영장에서 걷기를 한다면 체중이 감소하므로 무릎 관절의 부담을 확연하게 줄어든다. 또한, 평지를 걷는 것에 비해 물살을 헤치고 나가야 하므로 코어 근육에 더 강한 힘을 주어야 하고, 그로 인해 근력이나 근지구력 강화 효과가 생긴다. 물살에 대해 균형을 잡다 보면 균형 감각이 좋아져 고령 허리통증 환자에게 문제가 되는 낙상이나 넘어짐 등을 예방하는 효과가 있다.

1단계 : 수영장에서 걷기

2단계 : 수영하기

수영장 운동을 처음 시작할 때는 물에서 걷기만 해도 좋은데, 걷기에 문제가 없다면 가벼운 배영이나 자유형(크롤 영법) 동작을 무리하지 않는 선에서 해보는 것도 도움된다. 단, 평영과 접영은 허리를 반복적으로 젖히게 되므로 좋지 않다. 통증이 있을 때는 자유형을 하더라도 아플 수 있는데, 그런 경우 수영은 통증이 완화될 때까지 중단하도록 한다.

전국의 많은 수영장에서 물에서 하는 에어로빅인 아쿠아로빅(aquarobic) 프로그램을 하고 있으며, 물에서 재활치료를 하는 워터 세라피(water therapy)를 운영하는 곳도 점점 늘고 있다.

파. 필라테스(Pilates)

필라테스는 독일에서 1883년 태어난 요제프 필라테스(Joseph Pilates)가 어렸을 때 허약한 신체를 강화할 목적으로 개발한 운동법이다. 그는 1914년 제1차 세계대전 때 포로수용소에 가게 되었고, 수용소에 있는 동안 동료 수용자들을 이끌고 운동을 한 것이 필라테스의 시초이다.

필라테스는 수용소 내에 있는 침대에 스프링을 달아서 운동기구를 만들었다. 팔다리가 불편한 환자들의 재활을 위해 저항 운동을 개발한 것이다. 전쟁이 끝난 후 필라테스는 무용계의 거장을 만나 운동을 더 발전시키고 체계화했으며, 현재 필라테스는 무용수와 체육인뿐 아니라 일반인들의 건강 및 재활, 다이어트 목적으로 널리 사용하고 있다.

필라테스는 자세를 유지하고 버티는 운동이 많아 코어의 강화가 중요

한 운동이며, 당연히 허리통증의
완화에도 도움을 준다.

이에 관련된 연구를 살펴보면
2015년 코크란 리뷰[36]에서 일반
적인 운동보다 만성 허리통증에
더 큰 효과가 있다고 하였고, 필
라테스의 효과를 뒷받침하는 여
러 연구[37][38]도 진행된 바 있다. 특

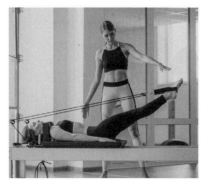

그림 157 기구 필라테스

징적인 것은 기구 필라테스가 매트 필라테스와 비교하여 통증 감소의 효
과는 비슷하였으나 기능 장애나 운동 공포증을 감소시키는 데는 더 효과
가 좋았다는 점이다.[39]

하. 다학제간 생물심리사회적 재활
(Multidisciplinary Biopsychosocial Rehabilitation; MBR)

학문적으로 어려운 내용이긴 하지만 중요하기 때문에 생물심리사회적
재활이라는 개념에 대해 간단하게 언급하려 한다.

의학이 발전하면서 과거에는 질병은 생화학적 불균형이나 신경생리적,
병리적 과정에 의해서만 해석 가능하리라 봤다. 즉 정신적, 사회적, 심리
적 원인은 질병과 관련이 없다고 생각하였는데, 이를 질병의 생의학적 모
델(biomedical model)이라고 부른다. 이를 디스크성 통증에 적용하면, 통증
은 오로지 허리뼈의 불균형으로 디스크의 압력이 올라가 신경이 자극되
어 나타나는 현상으로만 설명이 가능하다.

그런데, 1977년 사이언스지에 미국 정신과 의사인 조지 L. 엥겔(George
L. Engel)은 생물심리사회 모델(biopsychosocial model)을 제안했다. 즉, 건강과

질병은 단순히 생화학적 과정을 넘어서서 생물학적, 심리적, 사회적 요인의 상호작용에 의한 결과라는 의미였다. 그래서 질병을 단순히 약물이나, 수술로 치료하는 단계를 넘어 심리적, 사회적, 직업적 요인들에 대해 분석하고, 함께 치료하는 것이 필요하다고 주장했다.

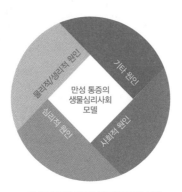

그림 158 **만성 통증의 생물심리사회 모델**
통증은 단지 생물학적 원인에 의해서만 발생하는 것이 아니라, 여러 가지 복합적인
요소 상호작용의 결과다.

2014년 코크란 리뷰[40]에서도 만성 허리통증을 단순히 물리적인 재활만 하는 것보다 다학제간 생물심리사회적 재활(BMJ)을 했을 때 장기적으로 통증의 감소나 기능 장애의 예방에 훨씬 더 나은 결과를 보였다고 분석했다. 심지어 2011년 BMJ에 실린 논문[41]에서는 1년 이상 만성 통증 환자들에 있어 디스크 치환술을 한 경우와 BMJ의 기능 장애 감소 정도가 비슷하였고, 같은 학술지에 2005년에 발표된 연구에서는 BMJ로 치료한 경우 척추 유합술을 한 경우만큼 기능 장애의 예방 효과가 있었다.

BMJ는 한마디로 통증에 대해 의사뿐 아니라 심리학자, 물리치료사, 사회복지사, 직업치료사, 운동치료사와 함께 치료해나가는 것을 말한다. 아직 우리나라에는 BMJ 통합 재활치료를 하는 곳은 없으므로 환자 스스로 각각의 전문가를 찾아갈 수밖에 없는 구조이다. 앞으로 통합 재활치료센터가 많이 생겼으면 하는 바라본다.

가. 다른 운동들의 EBM(evidence based medicine)

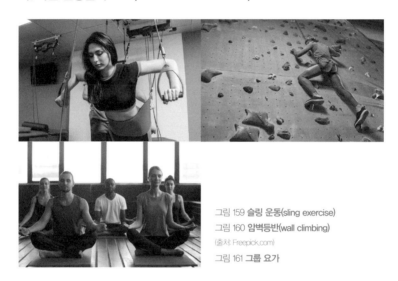

그림 159 슬링 운동(sling exercise)
그림 160 암벽등반(wall climbing)
(출처: Freepick.com)
그림 161 그룹 요가

- 근에너지 기법(MET, muscle energy technique) : 도수치료의 한 기법으로, 정확히 조절된 방향으로 환자의 수의적 근수축을 유도하는 치료법이다. 2015년 코크란 리뷰에서는 비특이적 허리통증 환자에 효과적이지 않다고 했다.[42]
- 슬링 운동치료(sling exercise therapy) : 만성 허리통증 환자에서 허리 기능을 약간 강화하는 효과가 있다.[43]
- 치료 목적의 암벽등반(therapeutic wall climbing) : 만성 허리통증 환자에게 일반적인 운동과 비슷한 정도의 기능 향상이 있었다.[44]
- 요가(Yoga) : 2017년 코크란 리뷰는 요가가 만성 허리통증 환자의 통증 감소와 기능 향상에 약간의 효과가 있다는 결과를 발표했다.[45] 다른

연구들도 척추 기능의 향상에는 요가가 도움이 된다는 결론을 보였지만[46][47]아직 통증 완화에서는 명확한 효과는 검증되지 않았다.

- **태극권(Tai chi)** : 한 연구에서 효과가 좋다는 결과가 있었으며, 미국내과학회(American College of Physicians; ACP)에서 만성 허리통증 환자에게 비약물적 치료로 권유한다.

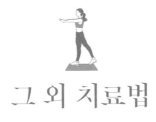

그 외 치료법

가. 주사치료

1) 주사는 언제 맞아야 할까?

지금도 전국의 병·의원에서는 급성 허리통증 환자, 그중에서 디스크성 원인이 있는 경우에 주사치료를 많이 시행한다. 내가 진료를 보는 의원에서도 허리 주사치료를 많이 하는 편이다. 하지만 대다수의 환자들, 심지어 병원을 많이 다녀 본 분이라 하더라도 주사치료를 언제 해야 하는지 정확하게 모른 채, 그냥 의사가 시키는 대로 치료하는 경우가 대부분이다.

대부분의 디스크성 통증은 약물치료, 주사치료, 물리치료, 도수치료와 같은 특이적인 치료를 하지 않고 보존적 관리만 하더라도 시간이 지나면서 좋아지는 양상을 보이지만, 디스크 손상의 정도에 따라서 완전 회복되는 시간은 짧게는 1~2주부터 길게는 6개월~1년까지 다양하게 나타난다. 지금까지의 연구 결과를 살펴보면, 주사치료는 디스크성 통증의 질병 경과에 영향을 주지는 못한다고 볼 수 있다. 이를 쉽게 풀어서 설명하면, 주사를 맞은 환자와 맞지 않은 환자의 장기 예후에 큰 차이는 없다는 의미로, 주사치료를 모든 환자에게 꼭 해야 하는 것은 아니라는 뜻이다. 나는 진료 시 주사치료를 해야 하는 경우를 아래의 두 가지로 설명하고 진행한다.

1. 급성 통증이 매우 심한 경우
2. 2~3주 이상 통증이 지속하면서 일상생활에 불편을 초래하는 경우

두 가지 경우를 풀어서 설명해보자면, 먼저 통증이 매우 심해 일상생활이나 업무가 불가능한 경우가 있다. 그럴 때는 약만 먹으면서 무작정 기다리기보다, 주사치료를 통해 빨리 복귀하는 데 도움을 받는 것이 좋다.

또한, 대부분의 급성 디스크성 통증은 1~2주가 지나면서 어느 정도까지는 완화되는 경과를 보이는데 2~3주까지도 통증이 완화되지 않으면 1~2회 정도의 주사치료로 통증의 정도를 낮춰 주는 것에 목적이 있다.

더 자세히 풀어보자면, 초기 디스크성 허리통증의 경우 1회 치료로도 통증이 없어지고 완치되는 예도 있지만, 중등도 이상의 추간판 탈출증이면 한 번의 주사치료로 통증을 완전히 없앨 수는 없다. 주사치료는 전체적인 통증의 양을 줄여주는 역할을 한다는 의미로, 1~2회의 치료로 완치를 바라기보다는 약을 먹으면서 일상생활을 진행 가능할 정도로 통증을 조절할 수 있게 해주는 것을 목표로 삼아야한다.

또한 디스크성 통증이 있는 경우에 증상을 완화하기 위해 본인도 모르게 구부정한 자세를 취하게 되는 경우가 많다. 구부정한 자세를 취하다 보면, 구부정한 자세는 다른 질병을 유발하고, 또 다른 통증이 발생하는 악순환이 반복되는 경우도 있다. 추간판 탈출증으로 인해 발생하는 대표적인 질병은 이차성 척추옆굽음증(척추측만증, scoliosis)이다. 디스크성 통증을 치료하지 못 한 채로 이차성 척추옆굽음증이 생기면, 또 다른 통증을 유발할 수 있고, 디스크로 인해 근육의 뭉침이나 다리 땅김도 생기는데 이런 현상이 오래 방치되면, 자세나 보행에서의 균형에 영향을 끼쳐 새로운 근골격질환이 생기기도 한다. 그러므로 주사치료의 목적은 급성기의 통증을 일단 충분한 수준으로 조절하여, 일상생활을 진행하거나, 다른 질병의 유발을 방지하는 게 목적인 셈이다.

때문에 환자에게 설명할 때 주사치료는 언제까지나 '급한 불을 끄는 행위'라 설명한다. 급한 불을 끄고 나서 남아있는 잔불은 허리를 잘 관리하며 점차 사그라들게 해야 하는 셈이다. 큰불이 꺼졌다고 방심하면, 남아있는 잔불이 커져 다시 큰 화염이 된다. 주사치료 후 아프지 않더라도 디스크가 완전히 회복되기 전에 다시 나쁜 자세를 하게 되면 반드시 더 크게 재발한다는 사실을 반드시 기억해야한다.

주사를 맞으면 안 되는 경우[48]

- 국소적 혹은 전신적 감염이 의심될 때
- 항응고제나 항혈전제 복용 중으로 과거에 출혈성 질환을 경험
- 국소마취제, 스테로이드, 기타 주사 약제에 알레르기
- 이전에 스테로이드 치료에 효과가 없었던 경우
- 임산부(방사선 노출의 위험이 있음)
- 독감 백신 접종 4주 전이나 접종하고 2주 후

2) 주사치료의 종류

이 책의 초반부에 디스크성 통증의 병리기전에 대해 간단하게 이야기했다. 내용을 다시 떠올려 보면, 추간판의 물리적 자극이나 염증으로 인한 화학적 자극이 신경에 가해져 통증이 발생한다. 주사치료의 목표는 바로 그런 영향을 받은 부위에 약물을 퍼뜨리는 것이다. 다시 말해, 주사로 주입한 약물은 허리 디스크 병소 근처의 신경에 퍼져야 한다. 신경은 경막외 공간에 위치하고 있으며, 그곳에 약물을 주입하는 것이 경막외 신경차단술이다.

경막외 신경차단술은 크게 세 가지 방법이 있다.

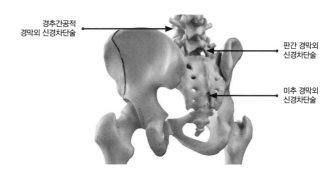

그림 162 **경막외 신경차단술의 종류**

그림에서 보이는 1번이 경추간공적 경막외 신경차단술(TransForaminal Epidural Steroid Injection; TFESI), 2번이 판간 경막외 신경차단술(interlaminar epidural injection), 3번이 미추 경막외 신경차단술(caudal epidural injection)이다.

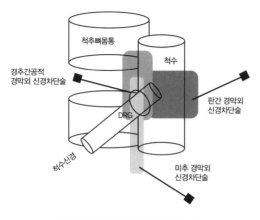

그림 163 **경막외 신경차단술의 치료 목표**

허리 방사통을 줄이기 위한 세 가지 경막외 신경차단술의 공통 목표는 약물을 뒤뿌리신경절(Dorsal Root Ganglion; DRG)에 도달하게 하는 것이다. 주사의 종류에 따라 약물이 확산하는 양상이 다르고, 환자의 해부학적 구조나 협착 부위에 따라 치료의 효과는 달라질 수 있다. 따라서, 한가지 주사치료 방법에 효과가 없으면, 다른 치료로 바꿔보는 게 합리적이다.

세 가지 주사는 시행하는 방법이 조금 다르긴 하지만 결국 약물이 들어가야 하는 목표 지점은 같다. 일반적으로는 경추간공적 경막외 신경차단술이 가장 효과적이라고 알려져 있으나, C형 이동식 방사선 투시장치 때문에 방사선에 노출되며, 치료의 시간이 오래 걸리고, 비용이 많이 든다는 단점도 있다.

판간 경막외 신경차단술은 외래에서 간편하게 짧은 시간에 할 수 있으며, 방사선 투시 장치나 초음파 진단기 없이도 치료 가능한 장점이 있다. 하지만 옆으로 누워서 새우등처럼 등을 구부린 상태로 주사치료를 해야 하므로 자세를 할 수 없는 환자나 비만 환자에게는 시행이 곤란할 때도 있다.

판간 경막외 신경차단술은 의사 개인마다 수기(손기술, hand skill)의 차이가 크기 때문에 능숙한 의사에게 받는 것이 좋다. 내 경우는 주사치료

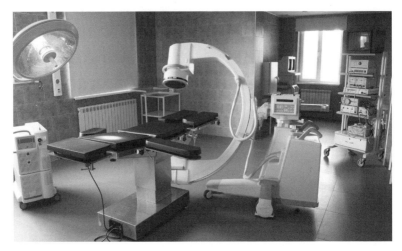

그림 164 C-형 이동식 방사선 투시 장치(C-arm)
실시간 엑스레이로 뼈의 모양을 확인하면서 주사치료 하는데 널리 쓰인다.

전에 먼저 초음파 진단기로 경막외 공간의 깊이, 바늘이 진입할 경로, 허
리뼈 몇 번인지 확인한 후에 시행한다.

미추 경막외 신경차단술은 외래에서 가장 간단하게 할 수 있는 치료법
이다. 미추의 모양이 개인마다 차이가 커 과거에는 실패율이 25~53% 정
도였지만, 초음파 진단기를 보고 시행하는 요즘은 95% 이상의 성공률로
보고된다. 최근에 초음파 성능이 좋아지면서 실제로 경막외 공간에 진입
하지 못하는 경우는 1% 미만이
다.

매우 간편하게 시행할 수 있으
며, 상대적으로 심혈관계에 영향
이 적다는 장점이 있으나, 허리뼈
까지 약물이 올라가는 정도가 개
인차가 심해 치료결과에도 차이

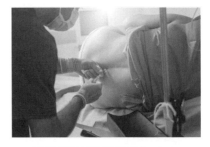

그림 165 판간 경막외 신경차단술(interlaminar
epidural block)

가 있다는 점이 단점이다.

3) 신경차단술은 뼈주사다?

신경차단술을 할 때는 국소마취제(리도카인, 부피바카인) 스테로이드(덱사메타손, 트리암시놀론), 유착박리제(하이알유로니다제) 등을 사용한다. 그중에서 스테로이드의 대표적인 부작용으로 알려진 게 쿠싱증후군 및 골다공증으로, 이 두 가지 부작용 때문에 보통 신경차단술을 '뼈주사'로 말하는 환자들이 많다. 왜 '뼈주사'라 부르게 되었는지는 정확하게 알 수 없으나, 스테로이드에 의해 뼈 및 관절이 녹으며 골다공증이 생겨서 뼈주사라고 한다는 설과 척추 '뼈' 사이에 주사한다고 뼈주사라고 했다는 설이 있다.

첫 번째 설을 생각해보면, 우리나라에서 선배 의사 선생님들이 통증 치료를 본격적으로 한 지가 대략 30년쯤 되었고, 통증 치료를 시작한 초기에는 주사치료에 관한 연구들이 미흡하여 스테로이드를 과용량 사용하지 않았을까 생각해 본다. 그때 많은 환자가 부작용을 경험하였고, '신경차단술은 뼈주사다.'라는 입소문이 나는 건 자연스러운 현상이 아니었을까 추측한다.

스테로이드를 반복적으로 고용량을 투여할 경우 부작용이 나타난다는 사실이 널리 알려지게 되면서 스테로이드를 쓰지 않고 신경치료(신경차단술)를 하면 어떤 결과가 있을지 많은 연구가 있었다.

2020년 발표된 코크란 리뷰[49]에 관련 내용이 발표됐는데, 리뷰에서는 2012년부터 2019년까지 발표된 4724개의 논문 중에 중복된 연구를 제외한 33개의 중요한 임상 시험 결과를 종합하여 분석했다.

연구의 결과는 스테로이드를 사용하여 신경차단술을 한 경우에 다리로 가는 방사통을 줄이고 보행장애를 줄이는 데 '아주 약간' 더 효과는 있을 수 있지만 있다고 하더라도 그리 크지 않은 정도라는 결과를 내놨다. 즉, 스테로이드를 사용하든 사용하지 않든 임상적으로는 큰 차이가 없다는 결론을 얻은 것이다. 세부 결과를 들여다보면 부작용도 큰 차이가 없었다고 한다.

이런 최근 연구결과에 대해 잘 아는 의사들은 경막외 신경차단술을 할 때 스테로이드를 안 쓰거나 쓰더라도 매우 적은 용량만 사용한다. 나 역시 불가피한 상황이 아니라면 스테로이드는 될 수 있으면 쓰지 않으려고 노력한다.

최근에는 스테로이드를 대체하기 위해 주사 약물에 트라마돌(tramadol), 5%포도당, 고농도 염화나트륨 등을 섞어서 치료하려고 시도하고 있다.

나. 보존적 치료

보존적 치료(conservative care, conservative management)라는 말을 많이 들어봤을 것이다. 보존적 치료란 수술이나 침습적 시술(invasive procedure)를 하지 않고 신체를 보존하고 기능을 유지시키는 것이다. 허리통증에서는 물리치료, 경구약 복용, 주사와 같은 '비수술적 방법'을 이용하여 치료하는 것을 말한다. 때로는 아무것도 하지 않고 시간이 지나면서 증상이 좋아지기를 기다리는 것(watchful waiting)도 보존적 치료에 포함된다.

1) 약물치료

가) 비스테로이드성 진통소염제(NonSteroidal Anti-Inflammatory Drugs; NSAIDs)

비스테로이드성 진통소염제는 임상에서 급성 허리통증 환자에서 가장 많이 쓰는 약물이다. 2008년 코크란 리뷰[50] 에서 효과에 대해 검증하였고, 급성 허리통증 완화의 단기 통증 완화에 효과적인 것으로 나타났다. 주목

할 만한 사실은 만성 허리통증에도 NSAIDs가 효과가 있다는 사실이다. 2019년 코크란 리뷰[51]는 13개의 연구를 분석했는데, NSAID를 사용한 집단에서 통증의 정도도 훨씬 낮았고, 장애의 발생도 적었다. 한 연구에서는 트라마돌(tramadol)보다 NSAIDs의 일종인 celecoxib의 효과가 더 좋다고 밝혔다.

나) 타이레놀(paracetamol, Tyrenol®)

진통제로 널리 알려진 약물로 허리통증이 생기면 찾아서 드시는 분들이 많지만, 여러 연구결과에서 급성 허리통증에서 효과가 없는 것으로 나타났다.[52] 타이레놀은 순수 진통효과만 있을 뿐 소염(염증을 줄이는)작용이 없기 때문으로 추정된다.

다) 근이완제(muscle relaxant)

근이완제는 임상적으로 명확한 효과가 있는 것으로 밝혀지지는 않지만, 의사들이 허리통증에 보편적으로 많이 처방한다. 2003년 코크란 리뷰[53]에서는 약간의 효과와 부작용의 가능성 증가라는 결론을 도출했다. 미국 내과학회(ACP, American College of Physicians) 가이드라인에서는 아급성 허리통증에 근이완제를 쓸 수 있다고 발표했다. 이후에 나온 다양한 연구의 결과는 임상적인 효과가 별로 없다는 쪽으로 계속 발표되는 중이다. 실제 약물을 써 보면 근이완제를 포함해 처방했을 때와 그렇지 않을 때의 임상적인 차이는 느끼기가 힘들지만 나는 말초성 근이완제를 종종 처방한다. 말초성 근이완제는 중추성 근이완제와 달리 심각한 부작용은 없으므로, 큰 효과는 없다 하더라도 최소한 환자에게 해가 될 일은 없기 때문이다.

라) 경구 스테로이드(oral steroid, oral glucocorticoid)

외래를 볼 때 다른 병원에 다니다가 오는 환자는 이전에 어떤 약을 먹었는지 꼭 확인하는 편이다. 기존에 처방한 약을 기준삼아, 기존 약에 효과가 없었다면 약물을 추가하거나 더 센 용량으로 교체를 하고, 부작용이 있었다면 그 원인으로 추정되는 약제를 제외하고 처방한다. 그런데, 다른 병원에서 급성 허리통증으로 처방받은 약에 경구 스테로이드가 들어있는 것을 흔히 볼 수 있다.

급성 허리통증, 특히 디스크성 통증의 병리기전 중에 염증으로 인한 화학적 자극이 있었기 때문에, 단순히 생각하면 경구 스테로이드 제제가 효과가 있을 것 같지만, 근거중심의학(Evidence-Based Medicine; EBM)을 따르기 위해선 연구결과를 토대로 처방해야 한다.

여러 연구결과에서 경구 스테로이드는 급성 허리통증을 완화하지도 못할 뿐더러,[54] 단기간 사용했다 하더라도 패혈증, 정맥혈전증, 골절의 위험을 증가시켰다.[55] 급성 허리통증에 경구 스테로이드는 절대 사용하면 안된다.

마) 항우울제(anti-depressant)

신경통의 치료에 많이 사용하는 항우울제를 허리통증의 치료에 사용할 수 있다. 미국내과학회에서는 비스테로이드성 진통소염제에 효과가[56] 없는 경우 이차 약물로 듈록세틴(duloxetine)과 같은 세로토닌-노르에피네프린 재흡수 억제제(Serotonine-Norepinephrine Reuptake Inhibitor; SNRI) 계열의 항우울제를 사용하는 것을 권장한다. 그 이유는 듈록세틴은 일관되게 여러 연구에서 효과가 있다고 밝혀졌기 때문이다.[57] 하루에 한 번 30mg 복용으로 시작하여 최대 60mg까지 증량하면 효과가 있으나, 그 외에 삼환계 항우울제나, 선택성 세로토닌 재흡수 억제제(Selective Serotonin Reuptake

Inhibitor; SSRI)는 허리통증의 완화에 효과가 없다.

바) 항전간제(anti-convulsant)

항전간제는 뇌전증의 발작 치료를 위해 개발되었으나, 주로 신경병증성 통증(속칭 신경통)에 효과가 있어 치료 목적으로 많이 사용한다. 다양한 형태의 신경통에서 사용되고 있으며, 주로 가바펜틴(gabapentin), 프레가발린(pregabalin), 카바마제핀(carbamazepin) 등이 처방된다.

그중에서 가바펜틴 유사체(gabapentinoids)의 일종인 가바펜틴과 프레가발린은 유사하게 알파2-델타 리간드(α2-δ ligand) 칼슘 통로에 작용해 글루타메이트(glutamate), 노르에피네프린(norepinephrine), P-물질(substance P) 등 통증에 관여하는 신경전달물질 분비를 감소시켜 통증을 완화한다.

원래 알파2-델타 소단위는 아프지 않은 안정화된 상태에서 낮은 활성도를 보인다. 만성 통증과 같은 병적인 상태가 진행되면 과도하게 활성화되면서 전위의존성 칼슘 통로의 활동을 증가시키게 된다. 이 부분을 치료하는 것이 가바펜틴 유사체로, 신경통이 심하고 오래되어 만성 통증으로 진행한 경우에 효과가 있을 것이다. 허리통증 증상에 따라 항간전제의 효과는 아래처럼 다르다.

(1) 급성 허리통증

급성 허리통증에 항전간제를 쓸 의학적 근거는 없다. 급성 디스크성 통증에서 방사통이 매우 심한데 다른 약제의 효과가 없는 경우 써볼 수는 있겠으나, 꼭 써야 하는 것은 아니다.

(2) 만성 허리통증

가바펜틴이 만성 허리통증 환자에게 사용했을 때 통증과 기능 장애를 회복시키는 효과는 별로 없어 보이고, 부작용만 늘어났다는 보고가 있다.[58] 방사통을 동반한 만성 허리통증 환자에게 프레가발린의 장기적 사용은 효과적이지 않았다.[59] 계통적 분석에서도 가바펜틴/프레가발린의 효과가 별로 없는 것으로 나타났다.

(3) 추간판 탈출증

추간판 탈출증에 항경련제가 통증의 감소나 기능의 회복을 감소시킨다는 증거는 없으며[60], 프레가발린의 경우 방사통에 장기 효과는 없어 보인다.[61] 의학적 근거는 빈약하지만 아주 심한 방사통이 있는 경우 단기간 써볼 수 있다.

(4) 척추관 협착증

만성 척추관 협착증의 치료에 기존 진통제, 리마프로스트(limaprost) 등의 약제에 추가로 가바펜틴을 쓰면 통증을 완화하고 감각 이상을 개선할 수 있다.[62] 그런데 다른 연구에서는 가바펜틴이나 프레가발린이 신경인성 파행이 있는 척추관 협착증 환자의 삶의 질을 개선하는 효과가 별로 없는 것 같다는 보고도 있다.[63]

요즘 우리나라는 허리통증의 치료에 항전간제를 많이 사용하는 추세다. 하지만 의학적 근거는 척추관 협착증을 제외하면 부족하다. 그런데 실제로 약을 써보면, 다른 약에 효과가 별로 없는 환자가 항전간제에 좋은 반응을 나타내는 예도 있다. 이는 허리통증의 병리적 원인에 따라 개인의 효과 차이가 발생하는 것으로 추정된다. 따라서 일반적인 치료 약에 효과가 없는 심한 통증에 선택적으로 항전간제를 써볼 수 있으며, 효과가 없거나 부작용이 생기면 바로 투여를 중단하면 된다.

사) 마약성 진통제(opioids)

마약성 진통제는 아주 강력한 진통 효과를 나타내지만, 그에 따르는 심한 부작용이 있는 약제이다. 2013년 코크란 리뷰는 만성 허리통증 치료 목적으로 1개월 이상 마약성 진통제를 사용했을 때 부작용은 있지만, 통증은 약간 감소했다고 한 반면, 또 다른 연구에선 단기간의 통증 완화 효과도 별로 없는 것 같다는 결과도 있었다.[64] 1년 이상의 장기 예후를 연구했을 때 마약성 진통제를 썼을 때와 쓰지 않았을 때의 통증 완화 효과가 큰 차이 없었다.[65] 그러므로 마약성 진통제는 기존의 다양한 약물에 효과가 없을 때 제한적으로 단기간만 써야 한다. 중독, 의존성, 내성, 변비, 면역 저하 등 마약성 진통제의 장기 사용에 의한 부작용은 생각보다 심각하게 나타날 수 있다.

마약성 진통제를 꼭 써야 한다면 먹는 약(경구약)을 쓰기 전에 만성 허리통증 환자의 통증을 감소시키고 건강과 관련된 삶의 질을 향상하는 효과가 있다고 검증된[66] 부프레놀핀 패치(buprenorphine patch, Norspan®)를 먼저 시도해보는 게 낫다.

2) 키네시오 테이핑(kinesio taping)

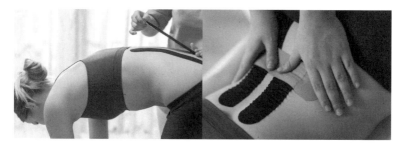

그림 166 **키네시오 테이핑**
(위) 상체를 앞으로 숙여 척추를 최대한 굴곡시킨 후 테이프를 부착한다.
(아래) 중립자세로 돌아왔을 때 테이프가 수축하여 피부의 주름이 생기는 것이 정상이다.

키네시오 테이핑이란 근육통이 발생하는 근육의 방향을 따라서 피부 위쪽에 탄력성이 있는 테이프를 붙이는 치료법이다. 흔히 스포츠 활동을 할 때 통증 완화나 부상을 줄이고자 하는 목적으로 많이 사용한다. 아직은 그 효과와 치료 원리에 대해 정확하게 알려지지 않아서 현대의학에서는 대체의학의 한 종류로 다룬다.

일반적인 테이프는 약물이 포함되어 있지 않고 접착제로만 구성되어 있으며, 물리적인 지지력을 제공함과 동시에 근육 긴장도를 조절한다. 일반적으로는 근육을 늘린 상태로 붙이게 되는데 그 상태에서 원래 자세로 돌아가면 테이프가 약간 쭈글쭈글해지는 것이 정상이다. 테이핑한 부분 아래의 피부가 주름지면서 혈액과 림프 순환을 촉진하고, 피부 자극을 통해 고유수용감각을 회복시키는 것을 도와주는 효과가 있는 것으로 추정된다.[67]

고유수용성감각(proprioception)이란?

고유수용성감각이란 근육, 인대, 관절에 존재하는 고유수용성감각 수용체(receptor)와 이에 따르는 신경계의 작용으로 관절 및 사지의 위치가 어떤 상태인지 알아내는 것을 말한다. 눈을 감은 상태에서 팔다리가 어떤 식으로 되어 있는지 알거나, 균형을 잡을 수 있는 것도 고유수용성감각이 있기 때문에 가능하다. 오감과는 달리 의식적으로 인지할 수는 없지만 실제로 존재하고 있으며, 모든 신체 활동에 관여한다. 외상이나 내과적 질환(예, 당뇨) 등으로 인해 손상될 수 있으며, 훈련을 통해 강화하는 것도 가능하다. 고유수용성감각이 떨어질 경우 균형을 잡는 데 어려움이 생기거나 외부 환경의 변화에 대해 비정상적인 근골격계 움직임이 생길 수 있다. 예를 들어, 심하게 발목을 삐었다가 완치된 후에도 쉽게 다시 발목을 삐끗하는 것이 일상이라면 이를 만성 발목 불안정성(chronic ankle instability)이

키네시오 테이핑이 급성 허리통증의 정도를 줄이고 기능을 회복하는데 도움을 준다는 연구 결과를 발표했다.[68] 109명의 급성 허리통증 환자를 대상으로 12일간 테이핑을 하였는데 12일 이후에 통증 및 기능에 회복을 보였다. 테이핑을 하지 않았을 때는 12일 정도 지나 통증이 완화됐지만 한 경우에는 6일 정도에 통증이 호전되었고, 진통제의 사용량도 적은 것으로 나타났다. 4주 이후 분석에서는 테이핑 한 그룹에서 통증의 완화가 지속하였으나, 기능상에는 큰 차이는 없었다.

키네시오 테이핑을 붙이는 방법은 다양할 수 있으나, 앞 연구에서는 환자를 팔걸이가 없는 의자에 앉히고 상체 전체를 앞으로 최대한 굽힌 채로 붙였다. 그렇게 하는 목적은 척추와 주변 연부조직, 피부를 최대한 늘리기 위함으로, 15cm의 길이와 5cm의 폭을 가진 두께 0.5mm의 키네시오 테이프를 4개를 준비한다. 밴드를 붙이기 전 원래 길이의 25~30% 정도 늘린 상태에서 중간 부분이 가장 통증을 심하게 느끼는 부분에 위치하도록 붙인다. 첫 번째 테이프는 가로로, 두 번째는 세로로 붙이고 나머지 두 밴드는 대각선으로 붙여, 최종적으로 별 모양이 되게 하고, 테이핑한 상태로 4일간 유지하며 4일 후에 교체하는 식으로 총 3회 교체했다.

키네시오 테이프는 인터넷 쇼핑몰 등에서 쉽게 구할 수 있으며, 폭의 넓이부터, 탄성의 세기까지 종류가 다양하므로, 각자 알맞은 테이프를 구해야 한다.

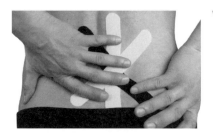
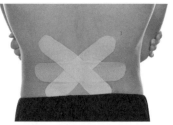

| 오른쪽 허리만 아플 때 | 허리의 가운데가 아프거나 전체적으로 아플 때 |

그림 167 허리 키네시오 테이핑의 예

3) 물리치료

가) 온열치료(heat therapy)

열은 에너지의 한 종류로 물체 온도를 높이거나 상태를 변화시키는 원인이다. 이런 열에너지를 신체에 공급해주는 치료법을 온열치료라고 한다. 2006년에 발표된 코크란 리뷰는 급성 허리통증에 온열치료가 단기간 효과가 있다고 밝혔다.[69] 온열치료의 방법은 물병에 따뜻한 물을 넣기, 곡식을 가득 넣은 핫팩, 고약, 뜨거운 타월, 온탕, 사우나, 증기, 전기핫팩, 적외선 치료 등이 포함된다. 이런 온열치료로 5일 뒤에 급성 허리통증이 현격히 감소했다. 비슷한 연구결과가 2014년에도 발표되었기 때문에[70] 온열치료는 명백히 통증 완화에 도움 주리라 생각할 수 있다. 반대로 한랭치료는 환부를 차갑게 해주는 방법인데 급성 허리통증에 한랭치료는 증거가 아직은 불충분하다. 하지만 만성 허리통증의 완화에 도움을 준다는 연구 결과도 있다.[71]

온열치료를 통해 전반적인 대사작용이 활발해지고, 혈관이 확장되며 급성 염증반응이 촉진된다. 그렇기에, 근육 연축 및 경직이 완화되고 진통 효과가 있는 것이다.

온열치료는 깊이에 따라서 표층열 치료와 심층열 치료로 나눠진다.

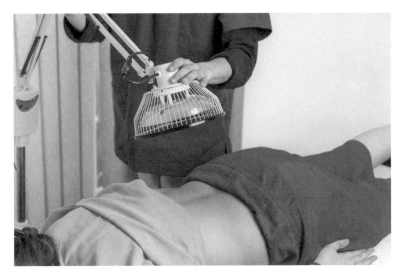

그림 168 **표층열 치료의 한 종류인 적외선(infrared)**

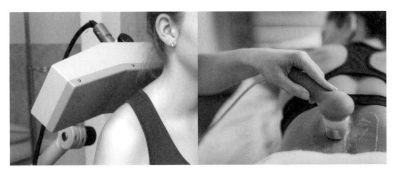

그림 169 **초음파 치료기(오른), 극초단파 치료기(왼)**
몸의 깊은 곳까지 열에너지를 전달하는 심층열 치료기이다.

병·의원에서 하는 물리치료는 온열치료가 기본인데, 표층열 치료로 핫팩, 전기핫팩, 적외선, 파라핀 치료를 많이 하는 편이다. 이런 표층열 치료는 기구가 필요하지 않거나 필요하더라도 간단한 구조로 할 수 있다. 하지만 열이 깊은 곳까지 전달되지 않아 효과가 제한되는 편이다.

가정이나 외부 업체에서 주로 하는 표층열 치료는 수치료(hydrotherapy)나

유동치료(fluidotherapy)가 있다. 다른 온열치료에 비해 효과가 월등한 것은 아니지만 치료하면서 몸을 움직일 수 있으므로 운동과 동시에 열에너지를 전달하는 장점이 있다.

심층열 치료는 표층열 치료와 비교하면 약간 더 복잡하거나 전문화된 기계를 필요로 한다. 대표적인 것으로 초음파 치료기(ultrasound)가 있으며, 극초단파 투열기(microwave diathermy)도 종종 사용된다.

심층열 치료는 급성 허리통증에 일부 효과가 있을 수 있지만, 2014년 코크란 리뷰[72]를 보면 초음파 치료가 만성 허리통증 환자에서 통증을 완화하거나 기능의 향상에는 도움을 준다는 증거는 없다고 한다.

나) 견인치료(traction)

견인치료는 당기는 힘을 이용하여 연부조직을 늘리고, 관절면이나 뼈의 간격을 넓히는 치료법이다. 통증을 완화하고 기능의 회복과 척추의 정

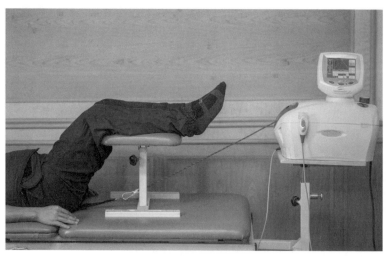

그림 170 **골반 견인치료**
병 · 의원에서는 정밀한 치료 기계를 이용하여 정해진 힘과 주기로 견인을 시행한다.

렬을 도와준다. 허리통증의 치료를 위해 널리 사용되고 있으며, 중요한 것은 정해진 강도와 적절한 시간을 지켜야 부작용이 없다는 사실이다.

골반 견인치료에 관해서는 2013년 코크란 리뷰[73]에서 2,762명을 대상으로 시행한 32개의 연구를 분석한 결과, 아무 치료를 안 해준 경우에 비교해 3~5주 내의 단기간에는 통증 완화 효과가 있었지만, 6주 이상의 장기 효과는 없었다. 한 연구는 일반적인 물리치료만 해줄 때와 차이가 크지는 않았지만, 물리치료와 견인을 병행할 경우 효과가 더 좋다고 밝혔다. 운동치료를 한 경우보다 견인치료를 한 경우에 단기 효과는 훨씬 좋았지만, 3~5주 이후의 중장기 효과에는 차이가 없었으며, 리뷰에서는 이런 결과를 종합했을 때 단기 효과는 확실히 있다는 결론을 냈다. 이를 미루어 봤을 때 견인치료 역시 운동치료와 마찬가지로 꾸준히 해야 한다는 결론을 도출할 수 있다.

병원에서 기계로 하는 견인치료는 주로 간헐적 견인법(intermittent traction)을 사용한다. 이 방법은 강한 힘으로 짧은 지속시간 견인하는 방법으로 보통 15~25분간 적용하는 것이 일반적이다. 당기는 시간은 5~50초, 휴식하는 시간은 5~15초 정도로 적용하며, 처음에는 당겼다 풀었다 하는 시간을 짧게 하다가 점차 견인 시간 및 휴지기 시간을 늘려나가는 것이 바람직하다. 가해지는 힘은 체중의 25%에서 시작하여 불편감이 없으면 서서히 50%까지 증가시킬 수 있으며, 허리뼈를 일자로 정렬시키기 위해 무릎 밑에 베개를 넣어야 한다.

가정용 거꾸리 운동기(inversion table)는 간단하게 집에서 할 수 있는 견인치료기이다. 당기는 힘은 체중에 의존해 진행한다. 적절히 잘 사용한다면 통증 완화, 기능적 회복, 척추 정렬 등에 도움을 주지만, 무리하게 사용하다가 허리통증이 악화하여 병·의원을 방문하는 예도 종종 볼 수 있으니 주의해야한다. 거꾸리 운동기는 유지 견인(sustained traction)에 해당하여 기계로 하는 견인치료에 비교해서는 지속시간이 기므로 허리에 가하는 힘은 줄여야 한다.

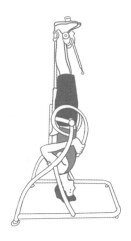

그림 171 **잘못된 거꾸리 자세**
180도로 매달리면 체중만큼의 무게로 견인되므로 허리에 오히려 과도한 부담을 줄 수 있다.

 거꾸리 운동 후에 통증이 심해진다고 하는 분들은 제대로 된 사용방법을 모르거나, 너무 과한 각도로 세우는 경우가 많은데, 거꾸리를 할 때는 약간 부족하다는 느낌이 드는 강도로 해줘야 도움이 된다.
 삼각함수의 법칙에 따라 거꾸리 운동기의 각도를 30도로 하면 견인되는 힘이 체중의 87%에 달하고, 45도로 하면 71%, 60도로 하면 50% 정도가 된다. 환자분들께 실제로 거꾸리 운동을 어떻게 하는지 여쭤보면 대부분 지나치게 기구를 세우는 경우가 많았다. 체중의 약 25%의 부하를 주기 위해서는 75.5도 정도로 기울어야 하는데, 실제로 해보면 생각보다 각도가 가파르지 않다는 것 느낄 수 있다.
 적용 시간은 20~30분간이 좋으며, 처음에는 짧은 시간 동안 했다가 점차 시간을 늘려야 한다. 중간중간 휴식시간이 필요하며, 간헐적 견인 방법과 마찬가지로 무릎을 올려준 자세를 권장한다. 최근에 나온 제품들은 애초에 무릎이 올라가게 설계된 것도 있으므로 새로 구매한다면 그런 제품을 사는 게 낫고, 그냥 편평한 받침으로 된 기구를 쓴다면 무릎 밑에 베개를 넣어 무릎을 약간 올려주면 된다.

거꾸리 운동기는 적절히 사용하면 가정에서 편하게 견인치료를 할 수 있다는 장점이 있다. 하지만 고혈압, 녹내장, 심장질환, 뇌혈관질환이 악화할 수 있으므로 주의해야 하며, 척추분리증이 동반되어 있거나, 척추의 불안정성(instability)이 있으면 절대 금기이다.

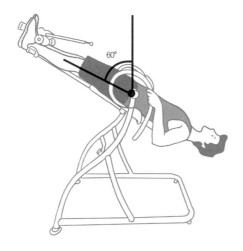

그림 172 **각도에 따라 달라지는 부하**
사진은 60도 정도로 기울인 것으로 체중의 50% 정도의 힘으로 견인된다.

다) 전기치료

흔히 하는 전기치료로는 TENS(transcuatneous nerve stimulation)와 ICT (interferential current therapy)가 있다.

TENS의 경우에는 2008년 코크란 리뷰[74]는 만성 허리통증 환자에게 효

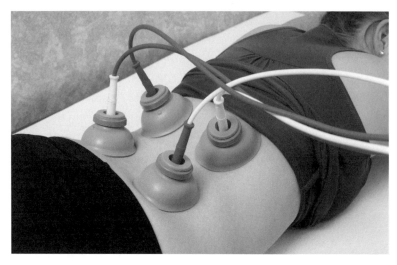

그림 173 **전기치료의 예**
예전에는 전극 패드를 몸에 부착하는 형태로 치료했었으나, 요즘에는 주로 흡입컵(suction cup)의 형태로 된
전극을 이용해 치료한다.

과가 없어 보이나 증거는 명확하지 않았다고 했고, ICT는 통증 감소 효과가 약간 있는 것 같기는 하나 단독으로는 충분한 치료 효과를 얻기 힘들다고 결론 내렸다.[75] 2011년에 발표된 연구에 따르면 TENS와 ICT는 비슷한 정도의 효과를 나타내는 것으로 보인다.[76]

결론적으로 영국의 국립보건임상연구원(National Institute for Health and Care Excellence; NICE)와 미국신경학회(American Academy of Neurology; AAN)에서는 만성 허리통증에 TENS를 추천하지 않는다.

라) 자기장치료

자기장 치료는 환부에 자기장을 가해주는 것으로 비침습적이고 다양한 질환에 쉽게 적용할 수 있는 장점이 있다. 통증 치료 목적으로 많이 사용하지만, 아직 그 작용기전이 밝혀지지 않았으며, 효과에 대해서도 있다는

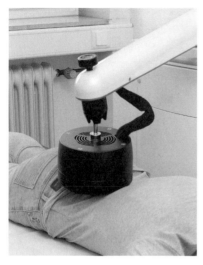

그림 174 **자기장 치료**

보고와 없다는 보고가 혼재한다. 허리통증 치료와 관련된 연구[77]는 통증 감소 효과는 별로 없는 것으로 보이지만, 특별한 부작용은 없으므로, 통증 치료를 위한 보조요법으로써 적용하면 되겠다.

전기 치료와 마찬가지로 신체 내에 심박동기와 같은 삽입형 의료기기를 이식한 사람이나, 체내에 금속 보형물이 있는 경우는 적용하면 안된다.

마) 레이저치료

저선량 레이저치료(Low Level Laser Therapy; LLLT)는 632~904nm의 파장을 가진 레이저를 환부에 조사하는 방법인데, 연부조직의 재생에 도움을 주고, 염증을 감소시키는 것으로 알려졌다.[78]

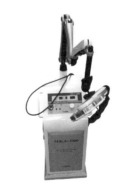

만성 허리통증과 관련해서는 아직은 통증을 약간 완화에 도움을 주는 것 같으나, 기능을 회복시키는 정도까지의 효과는 없어 보인다.[79] 2008년에 발표된 코크란 리뷰[80]에서도 비슷한 결과가 있었고, 또 다른 연구[81]에서는 운동과 레이저치료를 병행했을 때 통증 감소에 더 좋은 효과를 보였다고 한다.

그림 175 **자기장 레이저 복합치료기**
자기장과 저선량 레이저치료기가 합해진 형태로 두 가지의 치료를 동시에 시행할 수 있다.

바) 도수치료

도수치료는 기능 장애가 있는 근골격계 질환을 대상으로 손을 이용하여 신체의 기능 향상을 유도하는 치료법이다.[82] 분절과 신체의 기능 장애나 부정렬 등을 교정할 목적으로 시행하며, 도수치료는 크게 세 학파가 있다. 도수치료의 종류에는 정형 도수 치료(Orthopaedic Manual Therapy; OMT), 정골의학(Osteopathy), 카이로프랙틱(Chiropractics)으로 나눠지며, 도수치료의 테크닉은 크게 쓰러스트(thrust)와 비쓰러스트 방법으로 나눠진다. 쓰러스트법은 고속/저강도(high velocity/low amplitude)로 자극하여 찰칵하는 소리(pop or clicking sound)가 날 수 있고, 다른 말로는 척추 도수치료(spinal manipulative therapy)라 한다.

이렇게 다양한 학파의 치료법이 난립하는 상황이며, 치료사마다 치료의 방법이 각각 다르고, 부정렬 및 신체의 기능 장애를 판단하는 진단의 방법 및 기준도 완벽히 정립되어 있지 않다. 따라서 과학적으로 분석하기가 어려운 부분이다.

기존의 많은 논문은 애초에 자기 학파의 우수성을 입증하기 위한 목적으로 작성된 경우가 많고, 임상적으로 좋은 효과를 보인 연구결과만 발표되는 경향이 있으므로, 논문에서 효과가 있다고 그 치료방법이 일반적으로 모든 환자에게 도움을 준다고 판단하기 어렵다.

최근에는 병원에서 경제적 이유로 무분별한 도수치료를 남용하는 예가 많다. 비급여 치료에 해당하여 의료보험 공단의 실사나 삭감에서 자유롭기 때문이다. 또한, 실비보험에서 상당한 금액이 보전되기 때문에 환자들도 적은 비용만 내고 치료받을 수 있으며, 심지어 마사지를 받을 때보다 더 저렴한 경우도 많다. 이런 환자와 병원 간의 이해가 맞물려 아주 많은 의료비가 낭비되고 있다.

대부분의 디스크성 허리통증은 아무런 치료를 하지 않더라도 자연 회복되는 경과를 보이므로 도수치료 후에 증상이 좋아졌다 하더라도 시간이 지나면서 자연회복 된 건지 치료로 좋아진 건지 명확하지 않을 때가 많다. 그래서 정말 도수치료의 효과가 월등하다면 실비보험이 없더라도 많은 수의 도수치료가 시행되어야 할 것인데, 나중에 실비보험의 보장범위가 줄어들고 나서도 지금처럼 많은 도수치료가 시행될지는 지켜봐야 한다.

현재 국내 도수치료의 한계는 명확해 보인다. 현실적으로 치료사마다 치료방법이나 실력의 차이가 커 일관된 치료 효과가 나타나지 않고, 단순 진찰만으로 신체의 부정렬이나 기능 장애의 위치나 정도를 정확하게 알아내기 힘들뿐더러, 도수치료로 그 부분이 개선된다는 명확한 증거도 없다.(물론 도수치료를 하는 분들은 위의 내용에 강력하게 반발한다.) 나는 운동 치료는 적극적으로 권하나, 도수치료는 환자에게 권하고 있지는 않다. 만약 도수치료를 하고 싶다면 운동치료와 도수치료를 함께 하는 병원에서 하시기를 추천한다.

사) 마사지 치료(massage)

허리통증에 마사지 치료도 시도해볼 수 있다. 2015년 코크란 리뷰는 마사지가 아급성이나 만성 허리통증 환자에게 단기간(6개월 미만) 통증과 기능 장애를 줄인다고 판단했다. 또 전기마사지(electromassage)[83]나 스웨디시 마사지(Swedish massage)[84]가 통증을 완화하는 효과가 있다고 보고하기도 했다.

다. 시술 및 수술

시술은 원래 보존적 치료의 일부분으로써 수술의 전 단계이다. 주사, 물리치료, 약물치료 등의 보존적 치료로 증상이 호전되지 않으면서 수술을 꼭 해야 하는 정도는 아니지만, 불편감이 심해 일상생활에 지장이 있을 때 고려하게 된다.

수술이라고 하면 일반적으로 절개(incision)를 해서 피부를 열어서 조작을 가하는 것을 말한다. 허리 쪽에서는 절개 후에 탈출한 추간판을 제거하거나, 척추에 금속 나사를 넣어 고정하거나, 좁은 뼈를 뜯어내어 넓혀주는 것을 수술이라고 한다.

시술은 절개 없이 구멍만 뚫거나 주사침을 이용한 치료를 말한다. 수술적 치료에 의한 부작용 때문에, 최근에는 비수술적 치료에 대한 환자들의 관심이 커지고, 더불어 시술과 관련된 기술적, 의학적 지식이 많이 발전하여, 과거에는 수술까지 가야했던 처치까지 요즘에는 시술로 해결하는 예가 많다. 그렇다 보니, 요즘에는 시술과 수술의 경계가 모호할 때도 있다.

디스크의 치료와 관련된 시·수술은 크게 탈출한 추간판만을 제거하는 방법, 튀어나온 추간판의 제거 없이 압력만을 감소시키는 방법, 약물을 투입하여 증상을 조절하는 것, 디스크 전체를 제거하는 것의 네 가지로 나눠진다.

탈출한 추간판을 제거하는 것은 절개 후 현미경을 이용하여 시행하는 미세현미경 추간판절제술(microdiscectomy)와 내시경을 이용한 내시경 추간판절제술(Percutaneous Endoscopic Discectomy; PED)이 있다. 탈출한 추간판의 제거 없이 압력을 감소시키는 방법은 고주파, 레이저로 태우는(지지는) 것, 화학물질로 녹이는 법, 기계적으로 디스크의 양을 줄이는 것 등이 있다. 또, 추간판을 건드리지 않고, 약물을 투여하는 신경성형술(Percutaneous Epidural Neuroplasty; PEN), 척추사이구멍확장술, 경막외 내시경 레이저시술 (Endoscopic Laser Neural Decompression; ELND)이 있다.

이 외에도 여러 병원이나 시술자에 따라 매우 다양한 술식이 있고, 요즘은 이런 시술을 브랜드화(branding)하기 위해 표준화된 명명법 대신에 독자적인 이름을 붙이는 경우가 많아 환자들이 혼란스러워하는 사례가 종종 있다. 또, 일반적으로 시술은 설사 잘못되어 효과가 없더라도 몸에 부작용을 남기지 않는 것으로 알려졌지만, 과거와 다르게 시술이 점점 침습적으로 바뀌면서 시술 후의 영구적 후유증이 종종 보고되고 있다.

각각의 시·수술에 따라 가장 효과를 볼 수 있는 질환이 다르고 특정한 한 가지 시술이 다른 것에 비교해 절대적으로 우월할 수는 없다. 시술하기 전에 여러 병원을 방문하여 본인에게 맞는 것이 어떤 것인가 충분히 상담하고 나서 결정해야한다.

아직 의학적으로 확실하게 효과가 검증된 것은 미세현미경 추간판절제술이 유일하지만, 미세 침습적 수술(minimally invasive diskectomy)이 조직의 손상을 줄이고, 감염을 감소[85]시킨다는 보고도 있다. 단 미세 침습적 수술은 수술을 익히기에 오랜 시간이 필요하므로[86] 경험이 풍부한 의사에게 받는 것이 낫다.

라. 수술 적응증

요즘 환자들은 허리통증에 대해 바로 수술하는 것이 아니라 보존적 치료나 시술을 최대한 해볼 때까지 해보다가 안 되면 수술해야 한다는 사실을 잘 알고 있다. 허리 수술의 대표적인 원인인 추간판 탈출증 및 척추관 협착증의 수술 적응증에 대해 간단히 알아보겠다.

1) 추간판 탈출증

가) 수술해야 하는 경우

수술을 꼭 해야 하는 경우는 먼저 앞에서 언급한 적이 있는 마미증후군(cauda equina syndrome)이 있다. 또한, 신경학적 증상(힘 빠짐, 감각 이상) 등이 보존적 치료에도 악화할 때, MRI 영상으로 추간판 탈출이 신경을 누르는 것이 확인되고, 증상도 영상학적 소견과 일치하며, 6주간의 보존적 치료에도 효과가 없는 경우에도 수술적 치료의 대상이 된다.[87]

마미증후군의 경우는 응급으로 수술하지 않으면 심각한 후유증이 남는 경우가 있어 당연히 수술이 필요하다. 추간판 탈출증은 일반적으로 시간이 지나면서 호전되는 양상을 보이는데, 그렇지 않고 신경학적 증상이 악화할 경우 시간이 지나면서 좋아질 거란 기대를 할 수 없으므로 수술을 고려할 수 있다. 또한, 영상학적 소견과 증상이 일치하고 신경이 눌리는 것이 명확한 상황에 해당하는 경우는 수술을 안 한다고 더 악화한다기보다는 수술의 예후가 좋을 것으로 예상하기 때문이다.

위의 수술 적응증은 일반적인 원칙이므로 알고 있으면 좋지만, 적응증에 해당한다고 꼭 수술해야 하는 것은 아니다. 증상이 심하지 않다면 최대한 버틸 수 있는 데까지 버티는 것이 가장 좋으며, 요즘은 수술에 준하는 비수술적 치료(시술 등)가 있으므로 수술은 최후의 수단으로 남겨두는 것이 바람직하다.

나) 수술의 예후

코크란 리뷰[88]에서 2007년에 분석한 바로는 방사통이 나타나는 추간판 탈출증 환자에게 디스크를 제거하는 수술(diskectomy)을 하면, 단기간으로는 수술 안 했을 때보다 통증이 줄었으나, 2년 이상 그 효과가 지속하지는 않았다고 한다. 다른 여러 연구에서도 수술의 효과는 장기간 유지되지 않았다고 결론지은 경우가 많은데, 한 연구[89]와 또 다른 연구에서는 수술 후 통증의 감소 효과가 6~12개월 이상 가지 않았다고 한다.

수술을 하면 초기 회복이 빠른 장점이 있지만, 대부분의 추간판 탈출증 환자에서 수술 없이 보존적 치료만으로 1년 후에 회복했다.[90] 일반적으로 단기 효과에 대해서는 수술의 장점이 명확하나, 장기적으로는 수술한 경우와 안 한 경우의 차이가 별로 없으므로, 치료를 통해서 급성기의 증상을 어느 정도 견뎌 나갈 수 있다면 수술을 하지 않는 것이 낫다는 게 결론이다.

다) 수술 후의 재활

수술 후에는 통증이 완화되는 대로 재활운동을 시작하는 것이 좋다. 2014년 코크란 리뷰는 수술[91] 후 4~6주 정도에 운동을 다시 시작한 경우에 도움된다고 하였다. 또 다른 연구에서는 수술 후 4주 이내에 물리치료를 하면 통증 완화에 도움이 되며, 추간판 재탈출의 위험은 증가하지 않았다고 한다.

따라서 수술 후 1달까지는 물리치료만 하면서 절대안정을 취하고, 1~3개월까지는 가벼운 운동, 3개월 뒤부터는 일상 운동으로 복귀하는 것이 가장 합리적인 선택이다.

2) 척추관 협착증(spinal stenosis)

척추관 협착증은 척추의 퇴행성 변화로 인해 척추관(spinal canal) 및 척추사이구멍(neural foramen)이 좁아져서 발생하는 질환이다. 추간판 탈출증의 수술 적응증과 마찬가지로 보존적 치료에 전혀 효과가 없고 견딜 수 없을 정도로 불편감이 심할 때 수술을 고려하게 된다.

추간판 탈출증과 다르게 수술이 잘 되었다면 상대적으로 장기간 증상이 완화되는 효과를 얻을 수 있다. 디스크 질환은 시간이 지나면서 탈출한 수핵의 성분이 흡수되어 자연 회복되는 경향을 보이나, 척추관 협착증은 '퇴행성' 변화로 인해 신경이 지나는 길이 좁아진 것이므로 시간이 지나며 그 공간이 자연적으로 넓어지기란 불가능에 가깝다. 따라서 보통 주사치료의 효과가 오래가지 않으며, 퇴행성 변화가 악화할 경우 결국 수술적 치료가 필요한 경우가 많다.

2016년 코크란 리뷰[92]에서 척추관 협착증이 있는 환자 중 수술을 한 경우와 수술을 하지 않은 경우를 비교했을 때, 수술을 한 집단에서 2년 뒤의 기능 장애가 더 적었다.

척추관 협착증의 수술적 치료에서 신경이 지나가는 길을 넓혀주는 것을 감압술(decompressive surgery)이라고 한다. 감압이라는 것은 말 그대로 압력을 줄여준다는 뜻이고, 퇴행성 변화가 심한 경우 광범위한 감압술을 시행한 후 그에 따르는 불안정성을 줄이기 위해 척추뼈몸통을 금속 나사로 고정하는 유합술(fusion)을 추가로 시행하는 예도 있다. 또한, 척추의 불안정성(instability)과 협착증이 동반했을 때도 유합술을 시행한다.

척추 수술 후 통증 증후군(PLSS, post lumbar surgery syndrome)

척수 수술 후 통증 증후군이란 증상을 완화하기 위해 척추 수술을 시행하고 나서도 통증이 계속 남아있는 질환을 말한다. 수술 전에는 환자를 잘못 골랐거나, 진단이 틀린 것이 그 원인이며, 수술 중에는 병소 확인에 실패했거나, 불완전한 수술을 해서 생긴다. 수술한 후에는 추간판 탈출증의 재발, 척추관 협착증의 발발, 반흔 유착, 허리뼈 불안정성, 감염, 정신적 문제가 원인이다.

수술 직후에 바로 증상이 좋아지지 않거나 악화하는 경우는 부적절한 진단이나 수술 때문이다. 또, 수술 후 처음에는 증상이 좋아졌다가 시간이 지나면서 점차 신경근 증상이 생기는 경우는 반흔의 형성과 함께 신경근의 손상이 원인이며, 완전히 증상이 좋아졌다가 몇 달 혹은 몇 년 후에 증상이 생기는 경우는 추간판 탈출증이 재발하거나 외측함요(lateral recess)의 협착으로 일어나는 것으로 생각한다.

척추에 나사못을 박아서 고정하는 유합술을 하고 나면 수술한 부분 아래위의 척추가 모든 부담을 대신 떠안게 된다. 그래서 수년이 지나면 유합술을 한 척추 분절에 문제가 없더라도 위쪽이나 아래쪽 척추의 추간판 탈출증이나 협착증이 흔히 재발한다.

수술 후에도 증상이 남아있는 경우는 보고에 따라 매우 다른 발생률을 보이지만 (5~50%), 평균적으로 15% 정도로 알려졌다. 즉, 10명 중에 1~2명은 수술 후에도 계속 아프다는 것이다.

문제는 수술 전과 비교하면, 수술 이후의 허리통증을 치료하기가 훨씬 더 힘들다는 점이다. 수술 이후의 유착으로 인해 주사치료 시에 약물이 골고루 병변에 전달되기가 힘들고, 정확한 통증의 원인을 추정하기가 쉽지 않기 때문이다. 더군다나 수술하지 않았을 때 비교해 주사치료의 부작용도 더 클 수 있다.

일반적으로 PLSS의 치료는 보존적 치료부터 하는 것이 원칙이다. 하지만 실제 임상에서는 약물이나 물리치료에 효과가 없을 때 환자의 요청으로 주사치료를 하는 경우가 많다. 이런 경우 여러 종류의 주사치료에 전혀 효과가 없거나 아니면 있더라도 극히 짧은 시간 동안만 증상이 완화되는 경우가 많고, 심지어 시술하더라도 좋아지지 않는 환자를 종종 볼 수 있다. 이런 상황까지 간 환자를 만날 때에는 통증을 치료하는 의사로서 한계를 느낄 때가 많다.

재수술하더라도 통증이 완화되리라는 보장이 없으며, 재수술까지 하고 나서 더 증상이 심해지는 경우도 흔히 볼 수 있다. 심지어 3∼4차례의 수술을 한 환자들은 대부분 극심한 통증을 경험하고, 어떤 치료도 효과가 없는 아주 힘든 상황에 놓이게 된다.

제일 좋은 것은 PLSS가 생기기 전에 예방하는 것이다. 될 수 있으면 처음부터 허리 수술을 하지 말고 보존적 치료와 관리에 최선을 다하며 수술은 최후의 수단으로만 생각하길 권한다.

외래에 방문하는 많은 PLSS 환자는 첫 수술 이후에 허리가 아프지 않아서 원래 하던 일을 다시 열심히 했다고 하는 예가 많았다. 수술 전에 직업적 원인으로 허리통증이 생겼다면 반드시 허리에 부담이 되는 동작과 자세가 있었을 것이다. 어떤 동작이 허리를 힘들게 하는지 모른 채로 다시 같은 일을 하게 되면 허리의 문제가 또 찾아올 거란 건 당연하다.

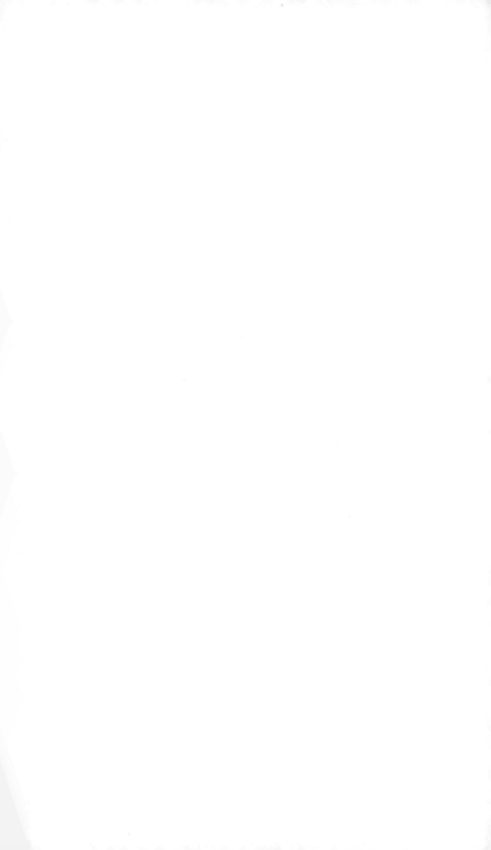

김정한 씨의 사례 해석

　55세 김정한 씨는 30년 넘게 허리통증으로 고생 중이다. 처음 통증이 시작된 건 20살 육군 포병으로 근무할 때로 기억한다. 81mm 박격포를 운용하던 도중에 무거운 포반을 들다가 허리를 '뜨끔' 한 것이 허리통증의 시작이었다. 처음에는 아주 심한 통증이었지만 이러다 말겠지 싶어 참으면서 2주가 지났고, 그 후로 통증은 그럭저럭 견딜 만했다. 그는 제대하기 전까지 6개월에 1번 정도는 허리통증이 있긴 했지만 대수롭지 않게 넘겼다.

　　많은 디스크 환자는 처음에 다쳤던 과거력이 있다. 디스크의 손상된 부분은 외부 충격이나 내부 압력 증가에 취약해져 일단 완치되고 나서도 재손상을 입기 쉽다. 디스크 초기 손상은 허리뼈염좌(요추염좌)와 구별하기 쉽지 않기 때문에, 단순 허리뼈염좌라고 생각하는 외래 환자의 상당수가 디스크성 통증일 경우가 많다. 왜냐하면 일단 병원에 진료를 보러 왔다는 것 자체가 통증의 강도가 높다는 뜻일 수 있기 때문이다. 대개는 단순 염좌보다는 디스크성 허리통증이 더 아프다. 또, 디스크 압력이 올라가는 자세에서 통증이 악화하고, 염좌보다 더 오래 증상이 지속하는 것으로 디스크성 통증이라는 것을 유추 가능하다.

제대 후에는 근처 마트에서 일을 시작했다. 어느 날, 바닥에 있는 소주병이 담긴 상자를 정리하던 도중 다시 허리에 강한 통증이 느껴졌다. 하지만 상자를 정리하는 일은 김정한 씨의 업무였기에 다른 동료에게 부탁할 수도 없어, 군인일 때처럼 1~2주 정도 쉬면 나을 것으로 생각하고 아프지만 참아가면서 일했다. 그런데 웬걸 허리통증이 가라앉지 않았다. 며칠은 괜찮다가도 다시 아팠다. 한 두 달이 지나도 통증은 남아있었다.

시간이 지나면서 디스크 손상의 정도가 심해져, 통증의 지속시간이 길어지는 현상이다.

그의 어머니도 예전에 허리가 아파서 수술한 적이 있어 어머니에게 여쭤봤지만, 무거운 걸 들지 말고 조심하라고는 대답만 들었을 뿐이다.

추간판 탈출증은 유전되는 질환(유전병)은 아니지만, 유전적 소인이 있는 경우 디스크 질환의 발생 가능성이 커진다.

일을 관둘 순 없기에 약국에서 파는 진통소염제와 파스를 붙이면서 지내던 중, 같이 일하던 아주머니에게 '안아파의원'에 가면 허리 주사를 맞을 수 있다는 말을 들었다. 한 번만 맞으면 허리가 고쳐지는 유명한 곳이라는 말도 덧붙였다. 그는 주사를 맞기 싫었지만, 허리가 계속 아픈 걸 견디는 게 더 힘들어 혹시나 하는 마음에 주사를 맞았다.

"와… 하루 만에 통증이 없어졌다."

그동안 통증을 참은 자신이 바보 같았다. 이렇게 주사 한 방만 맞으면 치료가 될 수 있는데, 괜히 혼자 끙끙대며, 먼 길을 돌아온 느낌이었다. 허리가 아프지 않으니 날아갈 것 같았다. 그는 자신의 사업을 하는 꿈이 있었기에 이제 돈을 모으고자 남들보다 더 열심히 일했다.

> 초기 디스크성 통증에 주사치료를 하면 치료반응이 좋을 때가
> 많다. 통증이 없어지는 정도도 명확하고, 그 효과도 오랫동안 지속
> 된다. 주사치료 후에 통증이 완화되었다 하더라도 디스크의 자연
> 회복이 완전히 끝난 것이 아니므로, 주사를 맞은 이후에 관리를 열
> 심히 해야 재발의 위험을 낮출 수 있다.

6개월 후, 이제 그는 업무가 바뀌어 이번에는 물건을 진열했다. 쪼그려
앉아서 가장 아래 선반을 진열하다가 다시 허리를 '뜨끔' 했다. 이번에도
비슷한 통증이었지만 이제는 오른쪽 엉치(엉덩이) 부분까지 아파오기 시
작했다. 하지만 그는 대수롭지 않게 생각했다. 다시 '안아파의원'에서 주
사를 맞으면 될 거라 믿었기 때문이다.

> 김정한 씨는 주사치료 후에 통증이 없어지면 디스크가 다 치료된
> 것으로 생각했다. 외래에 오는 환자의 대부분이 통증 없음과 디스크
> 완치를 같게 생각하는 경우가 많다. 하지만 제일 중요한 사실은 통
> 증의 소실과 디스크의 회복 간에는 시차가 있다는 것이다. 이는 많
> 은 근골격계 질환에서 나타나는 현상으로, 예를 들어 갈비뼈 골절이
> 생기면 통증은 2~3주 경에 없어지거나 상당히 감소하지만, 골유합
> 은 4~6주가 지나야 완료되는 것과 같은 경우다. 디스크도 통증이 먼
> 저 없어지고 나서 한참의 시간이 지나야 손상된 부분이 충분히 회복
> 된다.
> 따라서, 통증이 없다고 원래 하던 일을 똑같이 반복해도 된다는
> 생각은 금물이다.

그는 '안아파의원'에 방문해 또 주사를 맞았다. 맞을 때 많이 뻐근하긴 했지만 참았다. 저번에 맞은 주사로 확실한 효과를 경험했기 때문이다. 며칠이 지나자 통증이 확실히 줄었다.

"역시, 안아파의원이야."

김정한 씨가 마트에서 일하는 동안 1년에 한두 번씩 꼭 지긋지긋한 허리통증은 다시 찾아왔고, 그때마다 '안아파의원'을 다니다 보니 벌써 8년이 지났다. 처음에는 주사 한 번 맞으면 효과가 6개월 정도 지속했는데, 이제는 주사를 맞아도 한 달이 지나면 다시 허리가 아파지기 시작했다. 그래도 아플 때마다 치료를 받으면 되니 큰 걱정하지 않았지만, 아픈 범위는 점점 늘어나고 요즘은 다리까지 저린다. '안아파의원'을 다닌 지 10년째 되던 해, 이제는 주사 효과가 거의 없다. 맞으나 안 맞으나 큰 차이가 나지 않는 느낌이었다. 아무래도 허리를 많이 쓰는 마트 일을 너무 오래 한 것 같다.

> 시간이 갈수록 디스크나 척추의 퇴행성 변화가 심해지면 주사치료의 효과가 감소하는 경우가 많다. 같은 주사치료를 했다는 전제로 원래 치료의 결과보다 최근의 치료결과가 나쁠 경우 나의 척추 병변이 더 안 좋아졌다고 일단 가정해야 한다.
>
> 이럴 때는 허리가 나빠진 것이니 관리나 운동에 더 신경을 써야 한다. 한 병원에 너무 오래 다녀서 효과가 없으니 다른 병원도 다녀야겠다고 마음먹는 것은 잘못된 판단이다.

김정한 씨는 그동안 열심히 아껴서 모은 돈으로 식당을 차렸다. 마트에서 일하는 동안 틈틈이 조리사 자격증도 땄고 유명한 식당과 맛집을 찾아다니며 자신만의 조리법을 개발해보기도 했기에, 그는 자신 있게 식당을 열었다. 점차 늘어나는 손님을 보면 그 동안의 노력을 보상받는 느낌이다. 손님이 많아 너무 바쁠 때는 음식을 직접 테이블에 가져다 놓기도 하고, 식사가 끝난 테이블의 그릇들을 치우기도 했다.

그동안에도 종종 허리가 아파서, 이제는 '안아파의원' 대신 도시의 중심지에 있는 '돈내놔의원'에 가보기로 했다.

'돈내놔의원' 원장님께 진료를 받았다. 허리가 아프다고 하니까 별다른 말도 없이 엑스레이를 찍으면서 주사를 놔준다고 한다. 뭔가 좋은 장비로 치료를 하니까 바로 나을 것 같다. '안아파의원'에서는 주사를 한군데에만 놔줬는데, '돈내놔의원'에서는 양쪽에 세 군데씩 여섯 군데나 치료해줬고, 진료비도 15만 원이나 나왔다.

그는 생각했다.

'역시, 첨단 치료를 하는 곳이었구나. 좀 비싸도 더 효과가 좋겠지?'

하지만 무언가 전문적인 치료를 받았다는 느낌과는 다르게 하루가 지나자 주사를 맞기 전과 같은 정도로 다시 아팠다.

> 디스크성 통증은 원칙적으로는 신경치료(신경차단술)을 통해서 완화될 수 있다. 디스크에 후관절 질환이 동반된 경우 후지내측지차단술(Medial Branch Block; MBB)에 효과가 있을 수 있지만, 일부 병·의원에서는 디스크성 허리통증 환자에게도 수익을 위해 기계적으로 후지내측지차단술을 하는 경우가 있는데 이런 경우 치료의 효과가 기대에 못 미칠 때가 많다.

그는 너무 힘들었다. 오랜 기간 수소문하여 가기만 하면 몇 달은 끄떡없다고 소문난 '아주쎈의원'에 다녔다. '안아파의원'은 꼬리주사밖에 하지 않았었는데, '아주쎈의원'에서는 허리 가운데에도 주사하고, 옆구리에도 주사하고 다양한 방법으로 치료를 했다. '아주쎈의원'에 다녀오면 얼굴도 조금 화끈거리고 1-2주는 약간 붓는 느낌이 들긴 했지만 그래도 갔다 오기만 하면 허리통증은 줄어들었다.

> 김정한씨는 반복된 고용량의 스테로이드 사용으로 쿠싱증후군이 생긴 걸로 보인다. 쿠싱증후군은 스테로이드로 인해 내분비계가 교란되어 생기는 질환이다. 중심성 비만(central obesity), 월상안(moon face), 들소혹변형(buffalo hump) 자주색 선조(striae), 여드름, 다모증, 골다공증, 고혈압, 내당능장애, 월경장애(과다월경 등) 등의 다양하고 특징적인 증상이 나타나게 된다.
>
> 스테로이드 사용 때문에 이차적으로 생긴 쿠싱증후군을 의인성 쿠싱증후군(iatrogenic Cushing's syndrome)이라고 한다. 일회성으로 생긴 의인성 쿠싱증후군은 큰 후유증 없이 치료되지만, 장기간 이런 상태가 유지될 경우 심각한 전신 부작용이 생기는 경우가 있다. 주사치료 후 위에서 말한 증상이 나타나면 스테로이드를 고용량으로 쓰고 있는 병원일 수 있으므로, 방문하지 않아야 한다. 부작용이 매우 심하게 나타났으면 대학병원 내분비내과에서 자세한 검사를 해볼 수 있다.

이제 김정한 씨는 30대 중반이 되었고, 열심히 일하던 어느 날 식탁 위의 그릇을 치우다가 아주 심한 허리와 다리 통증이 갑자기 생겼다. 원래도 아프긴 했지만 이정도의 통증은 처음 느껴봤다. 제대로 서서 걷지도 못하고 한참을 식당에 엎드려 있었다. 깜짝 놀란 아내는 의원만 다니지 말고 큰 병원에 가보자고 한다.

여러 시술에 관한 설명을 들었는데, 약만 주는 시술도 있고, 풍선으로 넓혀주는 것도 있고, 내시경으로 하는 것도 있고, 레이저와 고주파로 지지고 태우는 치료도 있다고 했다.

다른 시술은 너무 무서워서, 약만 주는 시술로 결정했다. 다른 이름으로 '신경성형술'이라고 한다는 말에 성형외과도 아니고 신경을 어떻게 성형하지? 하고 한참을 생각했다. 입원하고 수술실에 가서 시술을 받았다. 시술이라고 해서 아주 무서웠지만, 주사와 별다른 차이는 없는 것 같았다. 단지 시간만 조금 더 걸렸다. 주사를 맞을 때 약이 들어가면 뻐근한 느낌이 다리까지 내려가곤 했는데, 그런 느낌이 훨씬 더 강하게 느껴졌다.

"역시 시술이야, 훨씬 더 자극이 많이 내려가잖아."

하루 입원한 후 다음날 퇴원해서 집으로 돌아온 그는 거짓말처럼 통증이 많이 완화됐다. 이렇게 시술을 한 번 받으면 효과가 좋은데 괜히 지난 10년간 주사를 맞았던 것 같다는 생각에 처음부터 큰 병원에 가볼 걸 하고 후회했다.

일상으로 돌아온 김정한 씨는 열심히 식당일을 시작했다. 설거지는 대부분 식기세척기가 자동으로 해주었지만, 그래도 직접 사람이 해야 하는 부분이 있었다. 식당에 들어오는 음식 재료들을 정리하고 옮기는 일을 할 때면 약간씩 허리가 아플 때도 있었지만, '추척추척병원'에서 지어준 신경통약을 먹으니 버틸 수 있었다. 약은 동네 의원에서 똑같이 달라고 해서 먹고 있었다. 신경통약을 먹으니 약간은 졸리긴 했지만, 효과는 참 좋았다.

그렇게 6개월이 지난 후 통증이 서서히 더 잦아지고, 다리 저림도 더 심해진 것 같은 느낌이다. 이제는 종아리 바깥쪽이 약간 먹먹한 느낌까지 들었다. 어쨌든 저리고 아픈 건 아니라 먹먹한 건 참을 수 있었다.

그는 속으로 생각했다.

'시술 한 번 하면 몇 년간은 안 아파야 하는 거 아닌가?'

　　김정한 씨가 받은 시술은 신경성형술(neuroplasty)로 신경의 유착과 염증이 의심되는 부분에 약물을 주입하는 것이다. 피부에 바늘을 삽입한 후 바늘을 통과해서 카테터(catheter)라는 관을 경막외 공간에 넣었다. 이후에 관을 통해 스테로이드, 국소마취제, 고장성식염수 등의 약물을 투입한다.

　　물리적인 수압(hydrostatic pressure)이나 유착박리제(하이알유로니다제)를 통해 유착이 제거되는 것을 기대하며, 약물 투여로 내인성, 외인성 염증/통증 유발물질들이 씻겨나가는 세척효과(wash-out effect) 및 약물 자체에 의한 약리학적 효과(소염작용, 감작된 신경의 안정화)를 보인다. 최근에는 카테터에서 나오는 약물의 압력이 유착을 물리적으로 뜯어낼 정도로 높지 않다는 보고도 있어 작용기전에 대한 논란도 있다.

　　신경성형술은 약물만 주입하는 시술로써 협착증이나 유착이 심할 때 효과가 없거나 지속기간이 짧을 수 있다. 김정한 씨도 6개월 후에 다시 재발한 것이 이런 이유 때문으로 추정된다.

6개월이 지나 통증이 더 심해져 약으로 조절되지 않을 때쯤, '추척추척병원'에 다시 방문했다. '추척추척병원'에 가서 시술해주신 선생님 외래 진료를 받았다. 시술한 지 1년이 지나, MRI를 다시 한 번 찍었다. 4-5번 디스크가 그대로 있고, 옆에 있는 구멍 쪽으로는 더 심하게 튀어나왔다는 진단을 받았다.

의사 선생님은 내시경 시술을 권유했다. 지난번에는 약만 주는 시술이라서 완벽하게 치료되지 않았다고 하는데, 생각해보니 맞는 말 같았다.

약으로 단기간 통증만 줄여주는 치료를 받았으니 충분히 다시 재발할 수 있다고 생각했다. 의사 선생님 말씀으론 내시경으로 보고, 레이저로 디스크를 제거해 척추 옆 구멍에 신경이 꽉 끼어 있는 부분을 넓혀주는 시술을 한다고 했다.

김정한 씨는 생각했다.

'터진 디스크를 레이저로 태워서 제거한다고? 그래 이 지긋지긋한 디스크와는 이제 안녕이다.'

조금 무섭긴 했지만 좋아질 거라는 희망으로 시술을 받았다. 수술실은 주사 맞을 때마다 들어와서 이제는 익숙해졌다. 허리에 주사를 맞았는데, 마취가 되어서 아프지는 않을 거라고 했다. 시술하는 시간이 지겨울 정도로 통증은 없었다.

시술이 끝나고 퇴원하자 거짓말처럼 증상이 사라졌다. 오른쪽 다리가 저린 현상도 없어졌고, 먹먹한 느낌도 많이 줄어들었으며, 허리도 아프지 않았다.

그는 20살 군대에서 시작된 허리통증을 회상했다. 주사를 맞으면서 따끔했던 그 기억들도 떠올렸다. 이제 허리통증 없이 마음껏 일할 수 있다는 생각이 들었다. 치료하는 동안 식당을 열지 못 하다 보니, 식당 운영에 약간 차질이 생겼다. 재료비라도 아끼고자, 어머니가 물려주신 텃밭에 채소를 심어서 식당에서 쓰기로 했다. 주말에는 틈틈이 밭일하고 평일에는 식당에서 열심히 일을 했음에도, 허리에 큰 불편감 없이 일할 수 있었다.

아예 통증이 없는 건 아니었지만 이제는 좀 아파질 때면, 약도 먹고 '추척추척병원'에 가서 주사도 맞으면 몇 달은 지낼만했다. 식당도 안정화되어 평범한 생활을 할 수 있었다.

시술로서 디스크를 제거하거나, 심지어 튀어나온 디스크를 수술로 다 제거해주었다 하더라도 다시 추간판 탈출증은 재발할 수 있다. 전체 디스크의 부피는 줄어들었지만, 남아있는 디스크에 압력이 올라가는 일이 반복되면 같은 기전에 의해 또다시 섬유테가 손상된다. 외래에서 환자들이 디스크를 수술로 다 제거했는데 왜 또 재발했냐는 질문을 자주 하는데, 이는 디스크성 질환에 대한 기본적인 이해가 부족하기 때문으로, 디스크 시·수술은 모든 디스크를 제거하는 것이 아니라 튀어나온 부분만을 제거하는 것이고 (인공디스크 치환술 제외), 남아있는 디스크는 오히려 수술 전보다 재발하거나 퇴행성 변화가 일어나기 쉽다고 이해해야 한다.

그런데, 5년 뒤….

그는 어느덧 40대에 접어들었다. 그는 다시 허리와 다리가 매우 아프기 시작했다. 그런데 이제는 통증의 양상이 예전과 약간 달랐다. 원래는 무거운 물건을 들거나 허리를 숙일 때 갑자기 '억' 하는 느낌이 있으면서 아팠는데 지금은 그렇지는 않고, 오히려 오래 서 있거나 많이 걸을 때 다리가 무거웠다. 가만히 앉아 있거나 누워 있으면 별로 불편감은 없지만, 손님이 많아서 바쁘게 한참 걸어 다니다 보면 두 다리가 천근만근이고 팍팍했다. 근처 텃밭까지 걸어갈 때도 중간에 한번은 쉬었다가 갔다. 그래도 바쁘지 않을 때는 그럭저럭 견딜 만하니 큰 걱정은 되지 않았다.

1년이 지나고 팍팍한 느낌은 훨씬 더 심해져서, 이제는 잘 때 종아리에 쥐도 자주 나곤 했다. 일이 바쁠 때면 단순히 아픈 걸 넘어서 허리가 빠지고 쏟아지려고 하는 느낌이 든다. '추척추척병원'에 몇 개월 만에 방문했다.

아뿔싸.

시술해줬던 선생님이 다른 지역에서 개업하셨다고 한다. 어쩔 수 없이 다른 선생님께 진료를 받았는데, 이번엔 협착증이라 했다.

'협착증이라고? 진단명도 어렵네. 뭔가 좁다는 뜻인가?'

걷다 보면 통증이 심해져 중간에 쉬었다가 가야 하는 증상이 바로 협착증 때문이라고 한다. 아직은 심하지 않다고 더 많이 아파지면 MRI를 찍자고 했다.

역시 예전과 마찬가지로 신경치료를 받고 귀가했다. 그래도 이렇게 치료를 받고 나면 1~2달은 괜찮았다. 1년이 지나고, 이제는 주사를 맞아도 효과가 1주일도 안 가는 것 같다. 원래는 앉아 있거나 누워 있을 때는 괜찮았는데, 요즘은 그럴 때도 좀 아프다. 걸으면서 하는 일은 거의 못 할 지경이다. 다리 저림과 당김은 양쪽 다리 전체로 번져서, MRI를 오랜만에 다시 촬영했다.

허리뼈 4-5번 척추관에 협착이 심하다고 했다. 디스크는 높이가 낮아지고 퇴행성 변화가 심해 인공디스크로 치환하고 나사를 앞쪽 뼈에 넣어 고정한 후 뒤쪽 뼈를 뜯어내는 수술이 필요하다고 한다.

> 오래 걷지 못해 걷다가 도중에 쉬었다가 가야 하고(신경인성 파행), 다리가 팍팍하고, 쥐가 잘나며, 허리가 빠지고 쏟아지려고 하는 것은 척추관 협착증의 증상이다. 김정한 씨는 추간판 탈출증을 오래 앓아 협착증이 발생한 것이다.
>
> 척추관 협착증에서는 신경관이 물리적으로 좁은 부분이 있으므로, 주사치료의 효과가 장기간 지속하기 어렵다. 주사치료, 약물치료, 물리치료, 운동치료 등의 보존적 치료로 통증이 완화되지 않는 경우는 수술을 고려하게 된다.

그동안 20년간 힘들었던 기억이 떠올라 울컥했다. 단지 열심히 일했을 뿐인데, 억울하다. 다른 사람들은 허리 아프지 않고 잘 지내는데 왜 나만 수술까지 해야 하는지 받아들일 수 없었다. 주변에 수술한 어르신들은 허리 수술은 절대 하지 말라고 수술을 말렸다. 옆집 사는 누구 할아버지는 협착증이 있었는데 수술 안 하고도 잘 걸어 다닌다고 하고, 건넛집 할머니는 수술했는데 더 못 걸어 다니고 매일 약으로 버티면서 지내는데 왜 수술을 하느냐고 한다.

결국, 그는 바로 수술은 하지 않았고, 시술을 한 차례 더 받고, 효과가 없다는 걸 알고 나서야 수술을 결심했다. 그렇게 골치 아픈 디스크를 아예 제거하고 인공디스크를 넣으면 이제 모든 문제가 해결될 것이다. 수술한다는 건 아주 무서웠지만, 아파서 일할 수도 없는 현재 상황에서 별다른 대안은 없었다.

그는 입원하고 수술을 마치고, 보조기를 차고 퇴원하여 생활을 시작했다. 의사 선생님은 일을 무리하게 하지 말라고 했다. 통증은 수술 이후에 많이 완화됐다. 보조기는 3개월은 차야 하지만 그래도 걸어 다닐 때 허리가 빠질 것 같은 느낌은 거의 없어졌다. 보조기 때문에 허리를 숙이거나 할 순 없지만, 통증에서 일단 해방된 것에 안도감이 느껴졌다.

> 김정한 씨가 받은 수술은 척추 유합술 및 인공디스크 치환술로, 신경을 누르고 있던 후관절(facet) 및 고리판(lamina)도 제거했다. 성공적으로 수술한 경우 수술 직후에 증상이 즉각 완화될 수 있다.

그렇게 10년이 지나, 그는 50대가 됐다.

지긋지긋한 허리통증은 해가 지날수록 조금씩 더 심해졌다. 이제는 온종일 허리가 아팠다. 예전에는 허리가 좀 아파도 쉬거나 주사를 맞고 약을 먹으면서 그럭저럭 버틸 만했지만, 지금은 어떤 치료에도 효과가 없었고, 걷거나 서 있는 건 물론이거니와 앉거나 누워있어도 항상 아팠다. 양쪽 다리는 힘이 빠져 걸을 때 자꾸 넘어졌다. 평범한 일상생활을 하는 건 생각도 할 수 없었고, 식당일도 하기 너무 힘들어 5년 전에 관뒀다. 허리 통증은 운동으로 관리해야 한다는데 이제는 운동도 할 수 없을 정도로 몸이 불편했다.

병원에 가서 다시 MRI를 찍었다. 고정한 4-5번 허리뼈 위의 1-2-3번 허리뼈에 협착증이 다시 생겼다고 했다. 재수술이라도 해서 좋아지고 싶지만, 너무 큰 수술이라 위험하다고 했다. 차라리 수술하지 말자고 한다. 혹시나 하는 마음에 대학병원에도 방문해봤지만, 수술이 위험할 뿐만 아니라 하고 나서도 똑같이 아플 수 있다고 보존적인 치료를 하면서 지내라는 이야기를 들었다. 하지만, 이미 먹는 약이나, 주사, 시술, 도수치료까지 할 만큼 해도 효과가 없었는데, 어떻게 하라는 말인지 이해가 안 됐다.

> 척추 유합술을 한 경우에 유합을 한 척추 분절은 한 덩어리가 되어 움직이지 않아 유연성이 감소한다(거의 없다.). 수술한 부분은 고정되어 있으므로 굴곡, 신전, 회전, 압박 등의 외부 자극이 있으면 움직일 수 있는 위쪽이나, 아래쪽의 척추 분절이 모든 부담을 대신 받는다. 몇 년간은 별다른 통증이 없을 수도 있으나 5~10년 이상 지속해서 좋지 않은 자세를 하면 수술한 위쪽이나 아래쪽 척추에 협착증, 추간판 탈출증이 생겨 위아래 척추 분절을 추가로 유합하는 수술을 해야 할 수도 있다.

김정한 씨는 아무것도 할 수 없는 상황에 너무 화가 났다. 교통사고가 나서 뼈가 다친 것도 아니고, 뇌출혈로 장애가 온 것도 아니고, 심근경색으로 사경을 헤맨 것도 아닌데, 단지 통증 하나만으로 인생이 황폐해졌다는 생각이 들었다. 앞으로 수십 년을 어떻게 살아갈지 막막하기만 하다.

지난 30년 동안 허리와의 전쟁을 생각했다. 병원에서 시키는 대로 열심히 주사를 맞고 시술을 했는데 허리는 점점 나빠져만 갔다. 치료를 게을리한 것도 아니고, 아플 때마다 꼬박꼬박 병원에 갔으며, 약도 열심히 먹었는데….

생각해보니 그렇게 병원에 다니고 치료를 받으면서도 정작 예방법에 대해서는 궁금하지도, 들어 본적도, 알려주는 사람도 없었다. 어떤 운동을 해야 하는지, 어떤 자세가 좋은 자세인지 평생을 모르고 지내왔다. 이제는 지나간 세월을 돌리기엔 너무 늦었다는 걸 깨닫는다.

> 이런 수십 년간의 과정을 거쳐 잘못된 방향으로 나빠진 척추의 상태를 주사치료나 수술 한 번으로 한순간에 되돌릴 방법은 없다. 안타깝게도 아직은 현대의학에서 허리가 나빠지지 않게 예방해주는 주사치료는 없다. 일상생활에서 바른 자세를 유지하고, 허리에 좋은 운동을 꾸준히 하며, 일할 때 다치지 않게 조심하는 것이 유일한 예방법이다. 김정한 씨는 돌이킬 수 없는 상태가 되기 전에 허리를 지킬만한 충분한 기회가 있었지만, 어떻게 행동해야 하는지 왜 그렇게 해야 하는지 몰랐기 때문에 그 기회를 잡지 못했다. 지금까지 나빠진 허리는 어쩔 수 없지만, 앞으로 다가올 미래의 허리 건강이 중요하다. 미래를 위해 지금 노력하길 바란다.

한 장으로 보는 디스크성 통증

가. 디스크가 잘 손상되는 상황 ——————————
평소보다 무거운 무게를 들 때(또는 강한 힘을 쓸 때)
디스크의 압력을 올리는 자세를 지속할 때

나. 디스크의 압력을 올리는 행동 ——————————
수직 부하 / 허리뼈 후만 / 외측 굴곡 / 회전변형

다. 디스크의 압력을 낮추는 행동 ——————————
전만 유지(중립자세) / 자연복대 강화 / 체중의 분산 / 시소의 원리 1, 2

라. 추간판 탈출증의 위험요인 ——————————
흡연, 격렬한 활동, 유전적 요인, 비만, 허리를 숙이는 동작, 전신질환
(혈압, 당뇨, 고지혈증, 심근경색)

마. 급성 통증의 완화 ——————————
절대안정, 맥킨지 신전 운동, 허리보호대
맥킨지 신전 운동 : 방향선호가 있을 때만

바. 급성 통증의 예방

충격력 최소화(착지 시간 늘리기), 무게의 분산(팔이나 상체로), 속도의 감소, 중간 휴식시간, 자세 자주 바꾸기, 힙힌지, 허리뼈 중립상태(전만) 유지

사. 재발 방지를 위한 운동

맥킨지 운동

코어 강화 운동(코어 안정화 운동) : 브릿지 운동, 컬업, 크램쉘, 버드독

엉덩관절 가동 훈련, 런지, 반만 하는 스트레칭, 걷기, 수영장, 필라테스

아. 주사치료

급성 통증이 매우 심할 때, 2~3주 이상 통증이 지속하면서 일상생활에 불편을 초래하는 경우

자. MRI 촬영

2주 이상 일상생활을 못 할 정도로 심한 통증이 지속

시간이 갈수록 신경학적 증상이 심해질 때

6주 이상의 보존적인 치료로도 증상이 좋아지지 않을 때

차. 수술적치료 ※장기적 예후에는 차이가 없음

마미증후군(cauda equina syndrome) : 응급 수술

일반적인 적응증

- 신경학적 증상(힘 빠짐, 감각 이상) 등이 치료에도 악화

- MRI 영상으로 추간판 탈출이 신경을 누르는 것이 확인되고, 증상도 영상학적 소견과 일치하며, 6주간의 보존적 치료에도 효과가 없는 경우

에필로그

오늘도 진료실에는 허리 아픈 환자가 오셨습니다. 간단한 진찰과 엑스 레이 검사가 끝나고 저는 말씀드립니다.

"급성 디스크성 통증이 의심됩니다."
"보존적으로 관리만 잘하셔도 대부분 좋아지는 경과를 보입니다."

그럴 때 항상 듣는 대답은 이렇습니다.

"일할 때 무거운 거 들 수밖에 없는데 어떡하나요."
"아무리 허리가 아파도 시골에 살면서 농사일을 안 할 수가 있나요?"
"관리는 어떻게 해야 하는데요?"

다음 환자가 진료실에 들어오셨습니다.

"허리를 숙여서 빗자루질하기만 하면 아파요. 평소에는 괜찮아요."
"허리를 숙이면 디스크 압력이 올라가고 후방으로 돌출되니 그런 자세 에서 통증이 생기는 것은 당연합니다. 디스크 압력이 올라가는 상황을 피 하는 그 자체가 치료 일부분이 될 수 있습니다."

"아니, 빗자루질은 해야 한다니까요."

"빗자루질할 때 허리를 펴서 중립자세를 만들고 무릎을 굽히고 블라블라…"(15분 소요)

이런 대화를 할 때면 항상 저는 어디서부터 설명해야 하나 답답한 마음이었습니다. 확실한 효과를 보려면 자세히 설명해야 하는데, 관련된 내용을 처음부터 끝까지 다 설명하려면 엄두가 나지 않았습니다. 그래서 가장 많이 하는 동작이나 허리를 다치던 그 순간에 하던 작업이 어떤 것인지 물어보고 자세를 고칠 수 있게 도와드리곤 했습니다.

해로운 동작을 매일 출근하여 반복하는 것, 그것이 허리통증을 재발하게 하는 주된 원인입니다.

우리나라의 의료 환경상 짧은 시간에 많은 정보를 전달하기는 힘듭니다. 외래 진료를 보면서 항상 느낀 건 환자들이 디스크성 통증에 대해 거의 모르고 있구나 하는 것이었습니다.

의사로서 좋아질 방법에 대해 알고 있으면서 말하지 않을 수도 없어 자세히 설명하다 보면 진료가 지체되기 일쑤였습니다. 책이 대신 교육해줄 수 있으면 좋겠다는 생각이 책을 쓰기 시작한 계기입니다. 바른 자세나 동작에 관해 제가 원하는 만큼 자세히 알려주는 책은 없었습니다. 이 책이 디스크의 재발을 줄이고 몸 아프지 않고 일하는 데에 약간의 도움이 되었으면 하는 바람입니다.

처음 쓰는 책이고, 될 수 있는 대로 객관적이고 정확한 정보만을 전달하려고 노력하였습니다. 하지만 저의 전문 분야가 아닌 내용이 중간에 포함되어 있어 일부 잘못된 내용이나 오 · 탈자가 있을 수 있습니다. 기회가 된다면 다음에 잘못된 부분을 수정, 내용을 보충하여 책의 내용을 향상하고 싶습니다. 이 책 독자분들의 많은 양해를 바랍니다.

부록1 MRI 보는 방법

MRI는 기본적으로 T1과 T2의 두 종류의 이미지가 있으며, 각자 잘 보이는 구조물이나 병변이 다르다. 디스크와 관련해서는 일반적으로 T2 이미지를 많이 보게 되는데, T2 이미지에서는 물이 흰색으로 나온다고 기억하면 된다. 척추뼈몸통 뒤에 신경이 있는 부분에 뇌척수액(물 성분이 많음)이 하얗게 나오는 것이 T2이다.

MRI는 거울상(mirror image)으로 보이므로, 관상면(coronal plane) 영상에서 화면의 왼쪽이 실제 사람의 오른쪽이 되므로 좌우를 헷갈리지 않아야 한다. 또, 세로 단면인 시상면(sagittal plane)에서는 왼쪽이 앞쪽, 오른쪽이 뒤쪽이다.

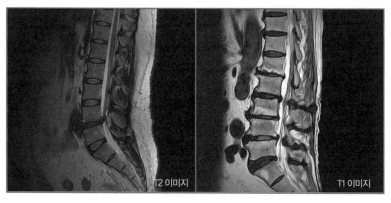

그림 176 **시상면 MRI 영상**

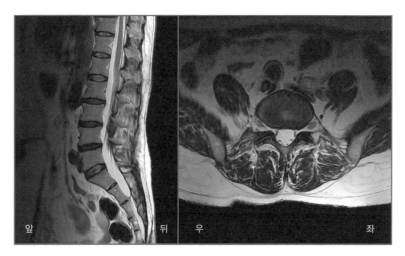

그림 177 **앞뒤좌우의 구별**

의료인이 아니면 해부학적 구조나 MRI 영상에 익숙하지 않으므로, 처음에는 MRI를 본다는 것이 매우 어려울 수 있다. 하지만 적어도 본인의 MRI에서 보이는 허리가 어떤 상태인지 어느 정도 알아두는 것이 필요하다. 보이는 구조물이 어떤 것인지만 알아도 의사의 설명을 들을 때 훨씬 더 정확하게 이해할 수 있다. 또, 치료의 경과를 보거나 치료 방침을 결정할 때 도움이 된다. 만성 허리통증 환자는 보통 MRI를 여러 번 찍게 되는데 과거의 사진과 비교해서 어디가 어떻게 안 좋아졌는지를 확인할 수 있다면 좋을 것이다.

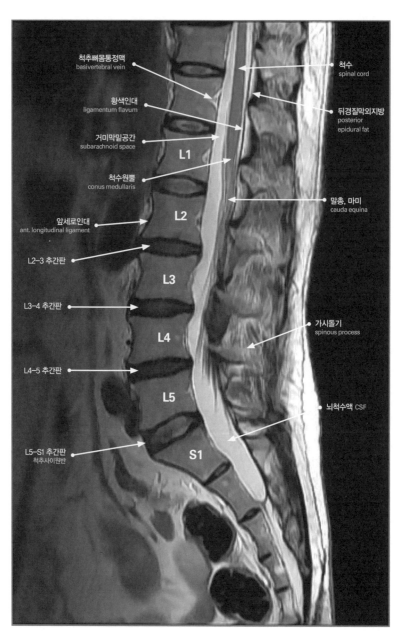

그림 178 **MRI 영상에서의 해부학적 구조(시상면, 가운데)**

위 그림의 라벨:

척추뼈몸통정맥
basivertebral vein

황색인대
ligamentum flavum

거미막밑공간
subarachnoid space

척수원뿔
conus medullaris

앞세로인대
ant. longitudinal ligament

L2-3 추간판

L3-4 추간판

L4-5 추간판

L5-S1 추간판
척추사이원반

척수
spinal cord

뒤경질막외지방
posterior
epidural fat

말총, 마미
cauda equina

가시돌기
spinous process

뇌척수액 CSF

L1

L2

L3

L4

L5

S1

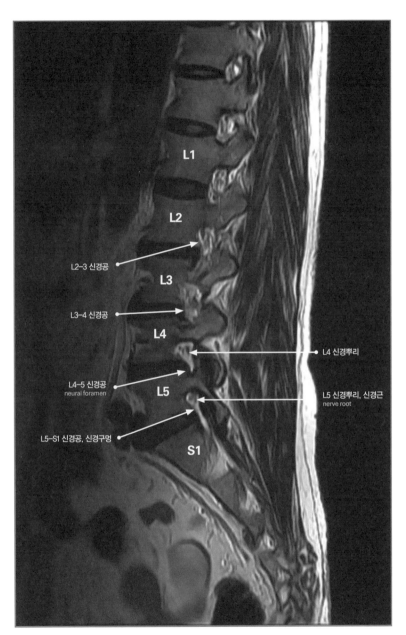

L1

L2

L2-3 신경공

L3

L3-4 신경공

L4

L4 신경뿌리

L4-5 신경공
neural foramen

L5

L5 신경뿌리, 신경근
nerve root

L5-S1 신경공, 신경구멍

S1

그림 179 MRI 영상에서의 해부학적 구조(시상면, 바깥쪽)

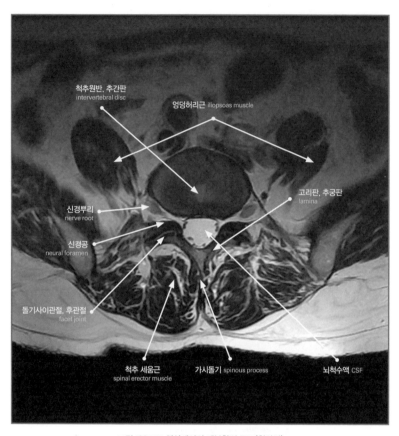

척추원반, 추간판
intervertebral disc

엉덩허리근 iliopsoas muscle

고리판, 추궁판
lamina

신경뿌리
nerve root

신경공
neural foramen

돌기사이관절, 후관절
facet joint

척추 세움근
spinal erector muscle

가시돌기 spinous process

뇌척수액 CSF

그림 180 MRI 영상에서의 해부학적 구조(횡단면)

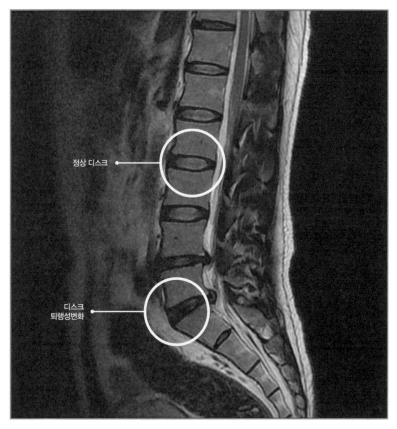

정상 디스크

디스크
퇴행성변화

그림 181 **퇴행성 디스크**

　먼저 확인해야 할 것은 디스크 색깔이다. 속질핵은 말랑말랑하고 탄성이 있으며, 이는 수분 함량이 높기 때문이다. T2 영상에서 물 성분은 하얗게 나오기 때문에 속질핵은 밝게 나오는 것이 정상이다. 그림 181의 정상적인 디스크의 섬유테 부분은 까맣게, 속질핵 부분은 더 밝게 보인다. 아래 동그라미의 L5-S1 부분은 디스크의 내부가 까맣게 보인다. 디스크의 퇴행성 변화로 수분 함량이 감소하면서 어두워진 것이다. 극단적으로 디스크 전체가 까맣게 되면 '블랙 디스크(black disc)'라고 한다.

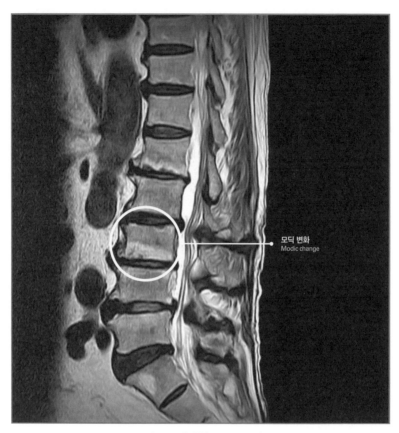

모딕 변화
Modic change

그림 182 모딕 변화(Modic change)

디스크의 퇴행성 변화가 심해지면 인접한 척추뼈까지도 손상을 준다. 디스크와 접해있는 뼈의 변성(epiphysial plate degeneration)이 발생하는 것을 모딕 변화(Modic change)라고 한다. 모딕 변화에는 3가지 종류가 있으나 그 것까지 알아둘 필요는 없다. 모딕 변화가 왔다는 것은 디스크에 영양을 공급하는 척추뼈몸통의 뼈끝판(end plate)까지 손상된 것을 의미하므로 앞으로 디스크의 퇴행성 변화가 촉진될 수 있다.

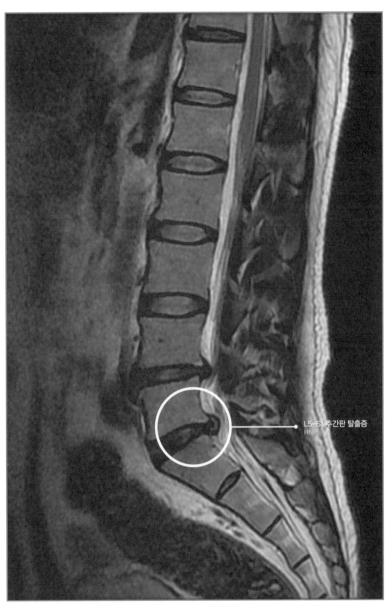

L5–S1 추간판 탈출증
HNP

그림 183 추간판 탈출증
추간판이 후방으로 튀어나온 것이 보인다. T2 MRI 상에서 쉽게 확인할 수 있다.

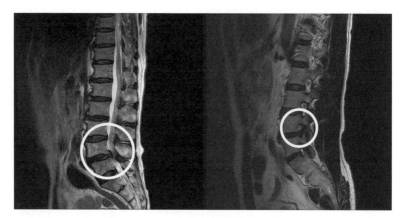

그림 184 **척추관 협착증**
중심성 협착증(왼쪽), 척추사이구멍 협착증(오른쪽)

신경이 지나가는 길이 과도하게 좁아진 경우 협착증이 있다고 이야기한다. 가운데의 큰 척추관이 좁아진 경우를 중심부 협착증(central stenosis)이라고 하고, 신경이 척추의 옆으로 빠져나가는 길이 좁아지면 척추사이구멍 협착증(foraminal stenosis)이라고 부른다. 척추관 협착증은 디스크 외다른 원인에 의해서도 생긴다. 관절염으로 인해 돌기사이관절(후관절)이비대해지고 인대가 두꺼워지는 예도 있으며, 척추뼈몸통이 기울어지거나척추 분절의 불안정(segmental instability)이 있는 경우에도 신경이 지나가는길이 좁아질 수 있다.

☑️ **병원 가기 전 체크리스트**

병원에 가기 전 증상에 대해 구체적으로 기술한 후 진료시에 의사에게 보여주면 더 빠른
진료와 정확한 치료를 받을 수 있다.
아래의 내용은 대한임상통증학회의 허리통증 임상 진료 지침[93]에 근거해 작성되었다.

적색 신호(red flag sign)

적색 신호에 해당하는 아래의 증상이 있을 경우, 허리통증의 원인일 수 있는 다른 심각한 질환을
배제하기 위해 정밀 검사가 즉각 필요할 수 있다.

- 골절(골다공증성)

  고령, 골다공증 병력, 스테로이드 복용, 제자리에서 주저 앉고 나서 생긴 통증

- 악성 종양

  특정 척추 부위의 심한 국소 통증, 악성 종양의 병력, 설명되지 않는 체중 감소, 야간 혹은
  안정시의 통증, 가시돌기의 국소 압통

- 감염

  최근에 세균성 감염, 정맥주입 약제 오남용, 당뇨, 면역억제 상태(스테로이드 사용, 이식,
  HIV 감염), 발열, 오한, 가시돌기의 국소 압통

- 마미증후군

  항문주위, 회음부 감각 소실, 방광기능장애(요저류 혹은 요실금), 변실금, 하지의 심한
  힘빠짐이나 광범위한 감각 소실

증상 기록지

- 통증의 위치

  어디가 아프신가요?

  _____

  아픈 부위를 그림에 색칠해보세요.

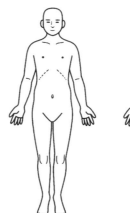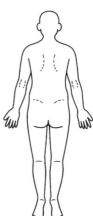

- **방사통의 여부** 통증. 저리거나 당기는 느낌이 골반이나 다리로 내려가나요?

  □ 아니요. □ 예, 내려가는 부위 _____

- **압통 여부** 눌러서 아픈 부분이 있나요?

  □ 아니요. □ 예, 아픈 부위 _____

- **신경인성 파행 여부** 걸어 다닐 때 오래 걷지 못하고 쉬었다 가야 하나요?

  □ 아니요. □ 예, 얼마 정도 걸으면 쉬어야 하나요? _____미터

- **통증의 강도, NRS 통증척도**

  통증의 강도는 어떤가요?

  죽을 것처럼 아픈 것을 10,

  하나도 아프지 않을 때를 00이라고

  했을 때 숫자로 어느 정도 되나요?

  가장 심할 때 : _____.

  평소 : _____.

	당신의 통증은 어느 정도인가요?(VAS, NRS)									대동맥 박리
							골절	분만통	심근경색	
0	1	2	3	4	5	6	7	8	9	10
그냥 있을 때는 모르겠다		아프지만 견딜만하다		약 먹으면 조금 진정된다		약 먹어도 잠을 못잔다		죽을만큼 아프다		
0		2		4		6		8		10
통증 없음		약한 통증		보통 통증		심한 통증		아주심한 통증		최악의 통증

- **시작시기** 언제부터 아프셨나요? _____

  최근에 심해진 것은 언제부터인가요? _____

- **악화 및 완화요인** 어떨 때 통증이 더 심해지거나 약해지나요?

	악화	완화	모름
허리를 앞으로 숙일 때			
허리를 뒤로 젖힐 때			
앉았다 일어날 때			
가만히 서 있을 때			
자거나 가만히 누워 있을 때			
누웠다가 일어날 때			
아침에			
저녁에			
오래, 멀리 걸어갈 때			
허리를 회전시킬 때			
기침, 재채기할 때			
양반다리 할 때			

- **외상력** 다친 적이 있나요?

  ▫ 아니오, ▫ 예, 있다면 어떻게 다쳤나요? _____

- **약물 복용력 및 부작용 여부** 현재 복용중인 약물 : _____

  항응고제 사용 여부 : ▫ 사용함, ▫ 사용하지 않음, ▫ 모름

  부작용이 있는 약물 : ▫ 없다, ▫ 있다, _____

- **동반증상 및 기저질환** 허리통증 외의 다른 동반증상이 있나요?

  ▫ 우울감, ▫ 피로감, ▫ 불면증, ▫ 발열, ▫ 대소변장애, ▫ 체중감소, ▫ 회음부 감각저하,

  ▫ 다리 힘빠짐, ▫ 다리 감각저하, ▫ 복통, ▫ 하지 부종, ▫ 종아리 경련(쥐)

  현재 진단받은 질환이 있나요?

  ▫ 고혈압, ▫ 당뇨, ▫ 뇌혈관질환 ▫ 심장질환, ▫ 암, ▫ 혈액질환, ▫ 골다공증,

  ▫ 기타 _____

- **수술력** 수술한 적이 있나요? 있다면 어떤 수술인가요? _____

- **가족력** 가족 중에 비외상성 척추골절이나 척추질환으로 치료받은 분이 있나요?

  _____

- **치료력** 현재 증상에 대해 치료해본 적이 있나요? _____

  ▫ 약물치료, ▫ 물리치료, ▫ 도수치료, ▫ 주사치료, ▫ 시술, ▫ 수술

  치료에 대한 효과는 어땠나요? _____

- **검사력** 현재 증상에 대해 검사해본 적이 있습니요?

  ▫ 아니오, ▫ 예, 어떤 결과가 나왔다고 설명 들었나요?

  _____

- **직업력** 일 할 때 허리통증이 심하나요?

  ▫ 아니오, ▫ 예, 어떤 동작을 할 때 아프나요? _____

  주로 어떤 자세나 동작으로 일하나요? _____

- **기타** 그 외에 꼭 하시고 싶은 말씀을 적어주세요.

  _____

  _____

  _____

  _____

  _____

  _____

참고문헌

Donald A. Neumann, 뉴만 Kinesiology 2판, 범문에듀케이션

정선근 저, 백년허리, 사이언스북스

이승조 저, 임상 물리치료 가이드, 도서출판 엠디월드

석세일, 척추외과학 3판, 최신의학사

스튜어트 맥길, 허리 치료와 역학, 영문출판사

Ludwig, A System of Orthopaedic Medicine, 3rd edition, Churchill livingstone

---

1   Modified from Chaffin DB, Andersson GBJ: Occupational Biomechanics, ed 2. New York, 1991, John Wiley and Sons.)

2   AJNR Am J Neuroradiol 2015 Apr;36(4):811

3   N Engl J Med 2013 Mar 14;368(11):999

4   Pain Pract. 2010 Jul-Aug;10(4):339-58

5   N Engl J Med. 2016 May 5;374(18):1763-72

6   Spine J 2006 Nov-Dec;6(6):684

7   Cochrane Database Syst Rev 2010 Jun 16;(6):CD007612

8   Cochrane Database Syst Rev 2008 Apr 16;(2):CD001823

9   Ann Intern Med. 2017 Apr 4;166(7):514-530

10 Curr Rev Musculoskelet Med. 2017 Dec;10(4):507-516

11 CMAJ 2016 Mar 1;188(4):284

12 Occupational and Environmental Medicine 2003;60:821-830

13 Modified from Harrison, D. Sitting biomechanics Part I: Review of the Literature. Journal of Manipulative and Physiological Therapeutics, 22(9), 594–609

14 Chen, Y.-L. (2003). Effectiveness of a new back belt in the maintenance of lumbar lordosis while sitting: a pilot study. International Journal of Industrial Ergonomics, 32(4), 299–303.

15 Kelsey JL, An epidemiological study of acute herniated lumbar intervertebral discs. Rheumatol Rehabil 1975;14:144-59.

16 Heliovaara M. Occupation and risk of herniated lumbar intervertebral disc or sciatica leading to hospitalization. J Chronic Diseases 1987;40:259-64.

17 Harrison, D. D., Harrison, S. O., Croft, A. C., Harrison, D. E., & Troyanovich, S. J. (2000). Sitting biomechanics, Part II: Optimal car driver's seat and optimal driver's

spinal model. Journal of Manipulative and Physiological Therapeutics, 23(1), 37–47.

18 Modified from Harrison, D. Sitting biomechanics, Part II: Optimal car driver's seat and optimal driver's spinal model. Journal of Manipulative and Physiological Therapeutics, 23(1), 37–47

19 Modified from Harrison, D. Sitting biomechanics, Part II: Optimal car driver's seat and optimal driver's spinal model. Journal of Manipulative and Physiological Therapeutics, 23(1), 37–47.)

20 Modified from Harrison, D. Sitting biomechanics, Part II: Optimal car driver's seat and optimal driver's spinal model. Journal of Manipulative and Physiological Therapeutics, 23(1), 37–47

21 Cochrane Database Syst Rev 2005 Jul 20;(3):CD000335

22 Cochrane Database Syst Rev 2013 Aug 30;(8):CD001822

23 Spine (Phila Pa 1976) 2011 Oct 1;36(21 Suppl):S120

24 J Sport Rehabil 2011 Nov;20(4):494

25 Spine (Phila Pa 1976) 2010 Aug 1;35(17):E811

26 Man Ther 2015 Apr;20(2):265

27 Ann Intern Med 2005 May 3;142(9):776

28 Clin Rehabil 2015 Dec;29(12):1155

29 PLoS One 2012;7(12):e52082

30 J Phys Ther Sci 2015 Sep;27(9):2749

31 Clin Rehabil 2016 Jun;30(6):523

32 Pain 2015 Jan;156(1):131

33 Clin Rehabil 2013 Mar;27(3):207

34 Clin Rehabil 2009 Jan;23(1):3

35 Clin Rehabil 2014 Apr;28(4):350

36 Cochrane Database Syst Rev 2015 Jul 2;(7):CD010265

37 Phys Ther 2013 Mar;93(3):310

38 Clin Rehabil 2015 Jan;29(1):59

39 Phys Ther 2014 May;94(5):623

40 Cochrane Database Syst Rev 2014 Sep 2;(9):CD000963

41 BMJ 2011 May 19;342:d2786

42 Cochrane Database Syst Rev 2015 Feb 27;(2):CD009852

43 PLoS One 2014;9(6):e99307

44 Spine (Phila Pa 1976) 2011 May 15;36(11):842

45 Cochrane Database Syst Rev 2017 Jan 12;(1):CD010671

46 Ann Intern Med 2011 Nov 1;155(9):569

47 Arch Intern Med 2011 Dec 12;171(22):2019

48 Goertz M, Thorson D, Bonsell J, et al; Institute for Clinical Systems Improvement

(ICSI). Adult acute and subacute low back pain.

49 Cochrane Database Syst Rev 2020 Apr 9;4:CD013577

50 Cochrane Database Syst Rev 2008 Jan 23;(1):CD000396

51 Cochrane Database Syst Rev 2016 Feb 10;(2):CD012087

52 Lancet 2014 Nov 1;384(9954):1586

53 Cochrane Database Syst Rev 2003;(2):CD004252

54 J Emerg Med 2014 Jul;47(1):65

55 BMJ 2017 Apr 12;357:j1415

56 Ann Intern Med. 2017 Apr 4;166(7):514-530

57 J Pain 2010 Dec;11(12):1282
    Spine (Phila Pa 1976) 2010 Jun 1;35(13):E578
    Eur J Neurol 2009 Sep;16(9):1041
    Anesthesiology 2016 Jan;124(1):150

58 Pain 2016 Jul;157(7):1499

59 Pain 2010 Sep;150(3):420

60 CMAJ 2018 Jul 3;190(26):E786

61 Pain 2010 Sep;150(3):420

62 Spine 2007 Apr 20;32(9):939

63 Global Spine J 2016 Mar;6(2):139

64 JAMA Intern Med 2016 Jul 1;176(7):958

65 JAMA 2018 Mar 6;319(9):872

66 J Pain 2013 Jan;14(1):14

67 Evid Based Complement Alternat Med. 2015; 2015: 950519

68 Clin Rehabil 2016 Oct;30(10):997

69 Cochrane Database Syst Rev 2006 Jan 25;(1):CD004750

70 J Pain 2014 Jan;15(1):2

71 Neuromodulation 2014 Oct;17 Suppl 2:24

72 Cochrane Database Syst Rev 2014 Mar 14;(3):CD009169

73 Cochrane Database Syst Rev 2013 Aug 19;(8):CD003010

74 Cochrane Database Syst Rev 2008 Oct 8;(4):CD003008

75 Phys Ther 2010 Sep;90(9):1219

76 Sao Paulo Med J 2011;129(4):206

77 CMAJ 2007 Sep 25;177(7):736

78 Neuromodulation 2014 Oct;17 Suppl 2:24)

79 Arthritis Res Ther 2015 Dec 15;17:360

80 Cochrane Database Syst Rev 2008 Apr 16;(2):CD005107)

81 Photomed Laser Surg 2014 Sep;32(9):490

82 배하석 외, 도수치료 가이드라인, 대한입상통증학회지, 2016, vol. 15, no. 2

83 Clin Rehabil 2013 May;27(5):439

84 Complement Ther Med 2014 Feb;22(1):26

85 Cochrane Database Syst Rev 2014 Sep 4;(9):CD010328

86 N Engl J Med. 2016 May 5;374(18):1763-72

87 Am Fam Physician. 2008 Oct 1;78(7):835-42

88 Cochrane Database Syst Rev 2007 Apr 18;(2):CD001350

89 Clin Rehabil 2018 Feb;32(2):146

90 N Engl J Med 2007 May 31;356(22):2245

91 Cochrane Database Syst Rev 2014 Mar 14;(3):CD003007

92 Cochrane Database Syst Rev 2016 Jan 29;(1):CD010264

93 요통의 진단 및 치료 진료지침: 대한임상통증학회 임상 진료 지침, 대한임상통증학회지, vol. 10;1-37, 2011

허리가
늘
웃어요

초판 1쇄 펴낸 날 | 2021년 4월 30일

지은이 | 하걸
펴낸이 | 홍정우
펴낸곳 | 브레인스토어

책임편집 | 양은지
편집진행 | 차종문, 박혜림
디자인 | 황지영, 이유정
마케팅 | 김에너벨리

주소 | (04035) 서울특별시 마포구 양화로 7안길 31(서교동, 1층)
전화 | (02)3275-2915~7
팩스 | (02)3275-2918
이메일 | brainstore@chol.com
블로그 | https://blog.naver.com/brain_store
페이스북 | http://www.facebook.com/brainstorebooks
인스타그램 | https://instagram.com/brainstore_publishing

등록 | 2007년 11월 30일(제313-2007-000238호)